Autoconfiança para Mulheres

*Como Construir Autoestima, Superar a Ansiedade Social, E autorizar A Sua Vida para o Sucesso!
Um guia para acabar com as dúvidas sobre si próprio e
Ganhar a confiança.*

Jennifer Campbell

© **Copyright 2021 by Jennifer Campbell**
Todos os direitos reservados.

O seguinte Livro é reproduzido abaixo com o objetivo de fornecer informações tão precisas e fiáveis quanto possível. Independentemente disso, a compra deste Livro pode ser vista como consentimento para o facto de tanto a editora como o autor deste livro não serem de modo algum especialistas nos tópicos discutidos e de quaisquer recomendações ou sugestões que aqui sejam feitas serem apenas para fins de entretenimento. Os profissionais devem ser consultados sempre que necessário antes de empreender qualquer uma das ações aqui aprovadas.

Esta declaração é considerada justa e válida tanto pela Ordem dos Advogados Americana como pela Associação do Comité de Editores e é legalmente vinculativa em todo o território dos Estados Unidos.

Além disso, a transmissão, duplicação, ou reprodução de qualquer dos seguintes trabalhos, incluindo informações específicas, será considerada um ato ilegal, independentemente de ser feita eletronicamente ou em papel. Isto estende-se à criação de uma cópia secundária ou terciária da obra ou uma cópia gravada e só é permitida com o consentimento expresso por escrito da Editora. Todos os direitos adicionais reservados.

A informação contida nas páginas seguintes é amplamente considerada como um relato verdadeiro e preciso dos factos e, como tal, qualquer desatenção, utilização, ou má utilização da informação em questão pelo leitor tornará qualquer ação resultante unicamente sob a sua alçada. Não existem cenários em que a editora ou o autor original desta obra possa ser de alguma forma considerado responsável por quaisquer dificuldades ou danos que lhes possam ocorrer depois de empreender a informação aqui descrita.

Além disso, a informação contida nas páginas seguintes destina-se apenas a fins informativos e deve, portanto, ser considerada como universal. Como convém à sua natureza, é apresentada sem garantia quanto à sua validade prolongada ou qualidade provisória. As marcas que são mencionadas são feitas sem consentimento escrito e não podem de forma alguma ser consideradas um endosso do titular da marca.

Tabela de Conteúdos

INTRODUÇÃO 8

AUTO-ESTIMA E CONFIANÇA 11

    CONFIANÇA VS. AUTO-ESTIMA 12
    5 SINAIS PARA DETERMINAR SE TEM BAIXA AUTOCONFIANÇA 15
        1. INDECISÃO CONSTANTE 15
        2. CENTRADO NO RESSEGURO EXTERNO 16
        3. HESITANTE PARA FALAR MAIS ALTO 16
        4. INCAPACIDADE DE FAZER CRÍTICAS 17
        5. DESISTIR FACILMENTE 18

COMO AS CRENÇAS LIMITADORAS PODEM AFECTAR A SUA AUTO-ESTIMA 19

    AS NOSSAS INFLUÊNCIAS 20
    AS NOSSAS EXPERIÊNCIAS 20
    COMO AS CRENÇAS LIMITADORAS O IMPEDEM DE VIVER A SUA VIDA 21
    IDENTIFICAÇÃO DE CRENÇAS LIMITADORAS 23

SUPERANDO AS SUAS CRENÇAS LIMITADORAS ... 25

    ESCOLHA O RESULTADO QUE DESEJA 26
    QUESTIONAR AS SUAS CRENÇAS LIMITANTES 27
    CONSIDERE AS CONSEQUÊNCIAS DAS SUAS CRENÇAS LIMITADORAS 28
    ESCOLHER UMA NOVA CRENÇA EMPODERADORA 29
    CONDICIONE A SUA NOVA CRENÇA 30

5 PASSOS PARA A CONSTRUÇÃO DE UMA AUTO-CONFIANÇA SÓLIDA DE ROCHA 32

    PASSO 1: SAIA DA SUA ZONA DE CONFORTO 32
    PASSO 2: CONHEÇA O SEU VALOR 35
    PASSO 3: CRIE A SUA PRÓPRIA FELICIDADE 37
    PASSO 4: ESTAR PRONTO PARA ABRAÇAR A MUDANÇA 38

PASSO 5: ESTAR PRESENTE... 40

HÁBITOS DIÁRIOS PARA CONSOLIDAR E AUMENTAR A SUA AUTO-ESTIMA 42

PERDOE-SE A SI MESMO 43
AUMENTE OS SEUS CONHECIMENTOS 44
MUDE A SUA AUTO-FALA 44
AFIRMAÇÕES PRÁTICAS.. 45
PARAR AS COMPARAÇÕES 46
ELIMINAR A SENTENÇA 47
ABANDONAR A CULPA 47
CONCENTRE-SE NOS SEUS PONTOS FORTES............................. 49
APRENDA A DIZER NÃO 50
RODEIA-TE DE POSITIVIDADE 50
MELHORE A SI MESMO 51
INCORPORAR AUTO-CUIDADO 52
SOLTAR O PERFECCIONISMO 53
CELEBRAR AS VITÓRIAS DIÁRIAS 53
EXERCÍCIO DA FÉ APAIXONADA.. 55
ESTABELECER EXPECTATIVAS REALISTAS 55
ESPERAR SER CONFIANTE.. 56

COMO IDENTIFICAR E SUPERAR O COMPORTAMENTO AUTO-DEFEITUOSO 57

3 SINAIS DE COMPORTAMENTO AUTO-DEFEITUOSO 58
COMPREENDER A ORIGEM DE TUDO 60
9 MANEIRAS DE QUEBRAR O CICLO DE COMPORTAMENTO DE AUTO-DEFESA 62

MEDITAÇÃO PARA CONSTRUIR AUTO-CONFIANÇA 67

COMO COMEÇAR COM A MEDITAÇÃO 69
1. MEDITAÇÃO ATENTA 69
2. MEDITAÇÃO DA RESPIRAÇÃO 71
3. VISUALIZAÇÃO 72

    4. Ancoragem 74

COMO UTILIZAR AS AFIRMAÇÕES DE FORMA EFICAZ PARA UMA CONFIANÇA SÓLIDA 76

    Como utilizar as afirmações 77
    Cria as tuas próprias afirmações 79
    Exemplos de Afirmações 82

COMO DEFINIR E ATINGIR TODOS OS SEUS OBJECTIVOS 85

    Como utilizar a abordagem SMART para a realização de objectivos 86
    Exemplos de alvos inteligentes 89
    Outras dicas básicas 90
    Pare de procrastinar nos seus objectivos 92

COMO ENFRENTAR E SUPERAR UM FRACASSO .. 94

CONSTRUIR A SUA CONFIANÇA SOCIAL (SUPERAR A ANSIEDADE SOCIAL E SER À PROVA DE BALA) 101

    O que é a Ansiedade Social? 102
    De onde vem a Ansiedade Social? 103
    Como Superar a Ansiedade Social usando a Reestruturação Cognitiva 105
    Como Criar uma Boa Primeira Impressão 107
    Ninguém é melhor do que você! 110
    Reconectar-se com os amigos para construir a sua autoconfiança 111

IMPULSIONE A SUA AUTOCONFIANÇA COM A SUA LINGUAGEM CORPORAL 114

COMO OBTER UMA FÍSICA QUE O CONFIE 122

CONHECENDO A SUA MISSÃO 131

    Carisma 132
    Estar em fluxo 133

CONCLUSÃO **135**

Introdução

Todos desejam estar confiantes, mas muito poucos foram capazes de o desenvolver em todas as facetas da sua vida. A falta de autoconfiança pode acabar por se tornar o obstáculo mais significativo para encontrar a felicidade, o sucesso, e a realização.

Infelizmente, demasiadas pessoas são frequentemente incapazes de ver os efeitos que a baixa autoconfiança tem nas suas vidas, culpando, em vez disso, os seus fracassos por fatores externos. Culpam uma cena de encontros difíceis por não encontrarem o parceiro certo.

Estão desesperados por encontrar um emprego melhor, mas não sabem por onde começar porque o mercado de trabalho é tão competitivo. Desejam poder seguir os seus sonhos, mas não podem dar-se ao luxo de falhar. Na superfície, estes tipos de desculpas parecem ser legítimos fora das barreiras, impedindo-nos de encontrar a verdadeira felicidade.

No entanto, quando examinadas mais aprofundadamente, as justificações estão todas enraizadas numa falta de autoconfiança. As experiências passadas ajudaram a desenvolver a sua mentalidade atual, e o passado atormenta-nos incógnita à medida que nos tornamos adultos.

Como adultos, desperdiçamos muitas vezes uma tonelada de energia a tentar parecer confiantes em vez de desenvolver uma confiança real. A importância que a sociedade atribui às aparências externas apenas reforça a pressão para mostrar falsa confiança.

Isto é apenas intensificado com a popularidade da reality television e dos meios de comunicação social. Tornou-se a norma para a nossa sociedade aparecer como um caminho para todos os outros, em vez de nos concentrarmos em fazer as mudanças internas que nos permitirão alterar o nosso sentido de identidade.

Por exemplo, muitas pessoas irão publicar imagens fotografadas nos seus perfis de meios de comunicação social na esperança de obterem uma tonelada de likes para ajudar a aumentar a sua autoestima instável. Por conseguinte, a fachada de confiança triunfa sobre a confiança genuína e inabalável.

Assim, muitas pessoas têm medo de admitir que lhes falta confiança porque é visto como uma fraqueza pessoal, enquanto outras desejam poder ter mais confiança, mas não sabem por onde começar.

Se sofrer de uma falta de confiança, continuará a reter-lhe a confiança, mesmo que se torne adepto de fingir. A grande notícia é que pode ser uma das poucas pessoas que aprendem a construir um nível de autoconfiança inegável, persistente e genuíno que não será afetado por circunstâncias externas.

Este guia dar-lhe-á dicas e estratégias para desenvolver a confiança em todas as áreas da sua vida. Aprenderá também as formas de desenvolver um forte sentido de Auto amor e Auto amor incondicional para o ajudar a ultrapassar quaisquer desafios que possa enfrentar na sua vida.

A única diferença entre os que têm sucesso e os que falham na vida é a vontade de continuar a tentar. Ter confiança dar-lhe-á o impulso e a capacidade de trabalhar para atingir os seus objetivos sem que as suas crenças limitadoras se interponham no seu caminho.

Capítulo 1
Autoestima e Confiança

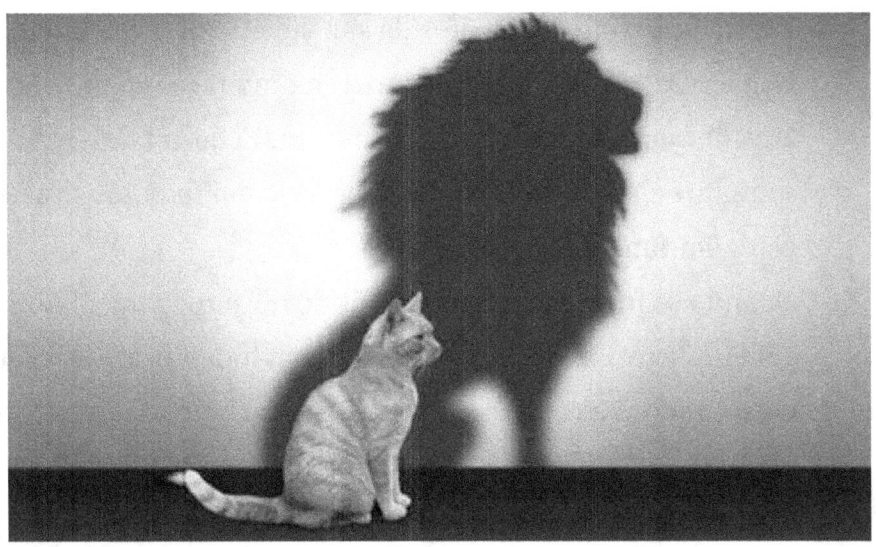

A autoestima e a confiança são frequentemente utilizadas de forma intercambiável para descrever o nível de garantia, equilíbrio, autorrespeito e segurança de um indivíduo. Embora estes dois conceitos estejam frequentemente relacionados, não são a mesma coisa.

A principal diferença é que a autoestima é uma constante, enquanto que a confiança é algo que flutua. É vital que seja capaz de fomentar um forte sentido de ambos. Para o fazer, é preciso primeiro compreender as origens de ambos e como cada um deles pode ser afetado e alterado.

Confiança vs. Autoestima

A confiança é uma grande parte do seu bem-estar geral. Ter confiança ajudará na sua carreira, relações, autoimagem, interações, e outros aspetos da sua vida.

Não é raro que alguém esteja extremamente confiante numa área da sua vida, mas inseguro noutra. Estar totalmente confiante e confortável consigo próprio em todas as situações é verdadeiramente inestimável.

Quando se fomenta um forte sentido de autoestima, isso vai ajudá-lo a tornar-se mais confiante em todas as áreas da sua vida. Embora a confiança varie entre as circunstâncias, a sua autoestima é uma parte contínua do seu autoconceito.

Quanto mais elevada for a sua autoestima, maior será a probabilidade de se sentir confortável para enfrentar uma variedade de situações na sua vida. A autoestima é uma característica subjacente que afeta diretamente a forma como se vê a si próprio em todas as circunstâncias. A autoestima pode ser complicada porque a falta de autoestima irá manifestar-se de várias formas.

A Auto dúvida generalizada é uma forma que a baixa autoestima pode manifestar-se. Se tiver baixa autoestima, pode automaticamente assumir que não será bom numa tarefa e desistirá ou sabotará subconscientemente a si próprio para falhar. Este é o seu autoconceito a tentar provar porque é que tem baixa autoestima.

Se falhar repetidamente em diversas circunstâncias, o seu subconsciente diz: "Eu disse-lhe que isto iria acontecer". Durante cada situação que enfrente, a Auto falsa negativa erguer-lhe-á a cabeça feia, dizendo-lhe que falhará, parecerá estúpido, envergonhar-se-á, e os outros julgá-lo-ão severamente. Esta Auto falação negativa não é exata, mas, em vez disso, tem origem na baixa autoestima.

Os humanos são criaturas sociais, o que nos dá a capacidade de captar indicadores de autoestima alta ou baixa. São estes indicadores que muitas vezes afetam a forma como respondemos uns aos outros. Aqueles que têm uma autoestima elevada têm mais probabilidades de conseguir um emprego, de criar ligações sociais, de estabelecer conversas, etc.

Não é que a maioria das pessoas procure ferir intencionalmente aqueles com baixa autoestima, é apenas uma tendência natural para sermos atraídos por aqueles que exibem confiança. Somos todos seres autosserviços, tentando inaptamente chegar à frente e quando alguém exala confiança, isso indica que pode ajudar-nos a chegar à frente na vida.

A forma como nos apresentamos pode ser uma indicação clara aos que nos rodeiam dos nossos níveis de confiança e de autoestima.

Tacos físicos como o desmazelar, o falar com ovinos, ou um constante olhar abatido, tudo indica baixa autoestima.

Durante as conversas, expressar dúvidas, verbalização frequente para uma necessidade de tranquilidade, ou indecisão, são também sinais claros de baixa autoestima. É relativamente fácil ver este tipo de sinais em crianças pequenas e adolescentes; no entanto, muitos adultos aprenderam a esconder as suas inseguranças.

Muitos de nós adotamos todos a atitude de "falso-em-falso-em-falso".

Infelizmente, estamos tão concentrados em fingir que nunca trabalhamos para resolver as questões subjacentes.

Outra forma pela qual a baixa autoestima se manifesta é uma perspetiva de confiança-contingente. Ela manifesta-se quando uma pessoa depende inteiramente das suas realizações para alimentar a sua autoestima. Isto é muito mais difícil de detetar em nós próprios e nas outras pessoas.

Este tipo de baixa autoestima faz-nos ter a necessidade de ter sucesso em tudo para que nos possamos sentir bem connosco próprios.

Podem também sentir a vontade de abater outros para se sentirem superiores, o que alimenta temporariamente a sua confiança. O facto crítico nestes casos está sempre dependente de fatores externos e é sempre temporário.

Resulta na necessidade contínua de alimentar o monstro da autoestima, numa tentativa de escapar aos seus verdadeiros sentimentos. É um ciclo vicioso e esgotante que é incompatível com a paz, a felicidade e a verdadeira autoestima.

Se souber como construir a sua confiança em qualquer situação, isso ajudá-lo-á a desenvolver a sua autoestima global. A confiança em situações separadas é um bloco de construção necessário para reeducar a sua mente a pensar com mais confiança.

À medida que a sua confiança se torna mais natural, a autoestima cresce e torna-se uma parte do seu autoconceito. Assim, desenvolver uma autoestima inabalável, bem como saber como construir confiança em situações específicas de forma eficaz, são ambos componentes essenciais para o sucesso e bem-estar. Então, como saber se lhe falta confiança e se tem baixa autoestima?

5 sinais para determinar se tem baixa autoconfiança

Aqui estão 5 sinais para determinar se precisa de trabalhar na sua autoestima e confiança.

1. Indecisão constante

Ser indeciso muitas vezes é um sinal de que não se confia em si mesmo para tomar a decisão certa. Dúvidas e inseguranças acompanham isto.

Aqueles que não têm autoestima são muitas vezes confrontados com dúvidas sobre si próprios. Ser indeciso em muitas situações pode indicar baixa autoestima, enquanto que tê-la em uma ou duas situações pode mostrar falta de confiança nessas situações particulares.

Por exemplo, se for um novo empresário, pode passar mais tempo a tomar decisões do que um empresário experiente, porque se está frequentemente a enganar a si próprio. À medida que aprende e desenvolve as competências adequadas, aumentará a sua confiança. Assim, o conhecimento e a experiência irão melhorar a confiança em situações individuais.

2. Centrado no Resseguro Externo

A autoestima vem da sua autoconfiança, o que significa que está confiante em todas as situações e não se deixa influenciar pelas opiniões dos outros. Um sintoma da baixa autoestima é muitas vezes a frequente flutuação do seu estado de espírito com base nas ações dos outros.

Mais uma vez, se isto acontecer apenas em algumas situações, apenas indica que poderá ter falta de confiança nessas áreas. No entanto, se for um tema recorrente em todas as áreas, é uma indicação de que tem baixa autoestima.

Por exemplo, se precisar de ser sempre informado de que tem bom aspeto para se sentir bem com a sua aparência, é provável que tenha pouca confiança na sua autoimagem. Se também precisar de tranquilidade constante no trabalho, nas relações, e durante as interações sociais, isto indica provavelmente que tem baixa autoestima.

3. Hesitante para falar mais alto

Estar relutante em expressar as suas opiniões é outro sinal de que pode ter baixa autoestima e falta de confiança. Indica uma dúvida subjacente no que tem a dizer. Pode significar que não tem a certeza se a sua opinião é válida, ou que diz a si próprio que os outros não estão interessados no que tem a dizer. Pode recear que, ao falar alto, faça com que os outros não gostem de si.

Ter pouca confiança numa determinada área pode fazer com que hesite em expressar a sua opinião porque pode recear não ter conhecimentos suficientes no terreno. Se for um novo empresário e participar num evento de networking, pode não se sentir confiante para partilhar os seus pensamentos com um veterano de 20 anos.

Se temer continuamente falar, é uma indicação de que está a sofrer de baixa autoestima generalizada. Isto pode causar pensamentos negativos de dúvida que acabam por impedi-lo de se manifestar.

4. Incapacidade de fazer críticas

Estar concentrado em garantias externas e uma falha em aceitar críticas coincide frequentemente em indivíduos com baixa autoestima. Quando se precisa da aprovação dos outros para se sentir bem, então ouvir críticas pode ser esmagador. Para estes indivíduos, a crítica é sempre tomada como um ataque pessoal ao ego, em vez de ser vista como um feedback. Quando sofre de baixa autoestima, as opiniões dos outros são mais valorizadas do que a sua própria autoestima, a crítica é tomada como verdade, em vez de mera opinião. Quando se tem uma autoestima elevada, utiliza-se estas críticas como um feedback útil e pode-se ouvir e descartá-las como uma opinião falsa.

5. Desistir facilmente

A autodivida é uma causa substancial e um sintoma de baixa autoestima. Ninguém é especialista quando tenta algo pela primeira vez, e isso requer perseverança e superação de obstáculos antes de se poder ter sucesso em qualquer coisa. Alguém com uma estima vacilante pode ser facilmente derrotado quando falha pela primeira vez.

Embora a sua confiança se possa sentir abalada quando embarca numa nova empreitada, com o nível apropriado de autoestima, poderá descobrir como pode aumentar a sua confiança.

Quando se tem baixa autoestima, a confiança vacilante pode tornar-se esmagadora, levando-o a desistir, protegendo-se das potenciais consequências e desconforto que podem surgir com o fracasso.

Capítulo 2

Como as Crenças Limitadoras podem afetar a sua Autoestima

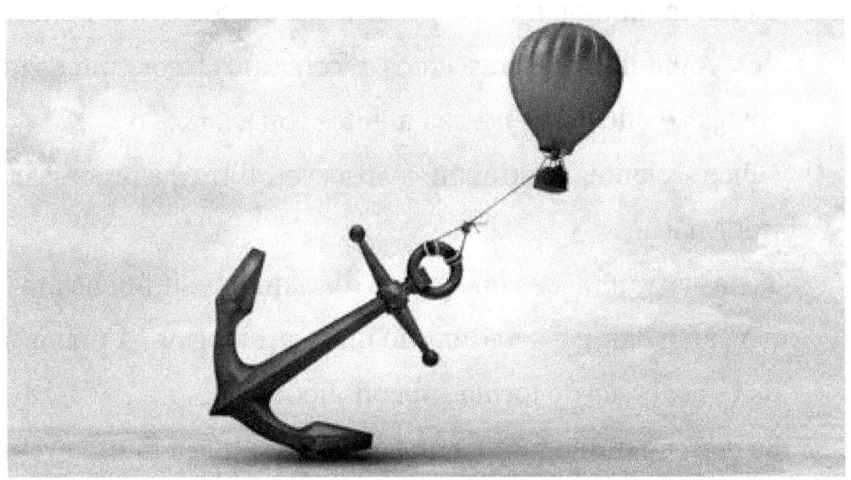

Muitas pessoas sofrem de baixa autoestima devido às suas crenças limitantes. As crenças limitantes são crenças cegas e insalubres que o impedem e constrangem de alcançar o sucesso na sua vida.

São muros prisionais autoimpostos que construiu para se proteger do medo do fracasso e da humilhação. É um rótulo falso que se dá a si próprio para se fechar num casulo de segurança.

O medo de sair da sua zona de conforto é tão intenso que se desiste ao primeiro obstáculo que se chega também. Acabam por impedi-lo de ir atrás dos seus sonhos. As nossas crenças provêm de duas fontes, as nossas experiências, e as nossas influências.

As nossas Influências

Desde cedo, somos bombardeados com opiniões e informações da nossa família, da sociedade, e das pessoas mais próximas de nós. À medida que crescemos e formamos laços com os nossos colegas e outros, as nossas mentes conscientes e subconscientes continuam a absorver, filtrar, e processar a informação.

Todas as interações que temos diariamente, influenciam-nos a pensar, a agir e a acreditar de uma certa forma. A maior parte disto acontece de forma subconsciente.

Se cresceu numa família que acreditava que a família vem sempre em primeiro lugar, as hipóteses são de ter uma família próxima e bem ligada.

Se cresceu ao redor de pessoas que pensam que os ricos têm sorte e têm todas as oportunidades, é provável que acredite que a sua capacidade de se tornar rico é uma subida íngreme, e impossível. Se cresceu numa família que acredita numa boa educação, é provável que acredite o mesmo e agora espere que os seus filhos também tenham uma boa educação.

As nossas experiências

Aprendemos com todas as experiências que encontramos na vida. Quer aprendamos conscientemente com a experiência ou não, não importa. Independentemente disso, as nossas mentes tendem a formar crenças baseadas em experiências únicas, significativas ou experiências cumulativas da mesma natureza. Na verdade, muitas das nossas crenças limitantes são o resultado das nossas experiências. Quando se é criança, se tiver tido um mau desempenho num teste científico, pode começar a acreditar que a ciência é um assunto que nunca compreenderá ou no qual nunca será bem-sucedido.

Se tiver sido repetidamente enganado nas suas relações, pode pensar que não há boas pessoas no mundo e que nunca encontrará amor. Se tiver sido preterido por uma promoção no trabalho, poderá acreditar que não está qualificado para desempenhar a um nível superior.

Tanto as nossas influências como as nossas experiências trabalham para determinar quais são as nossas crenças, e geralmente formam-se durante a nossa infância. À medida que se começa a compreender de onde vêm as nossas opiniões, pode-se começar a questioná-las e, em última análise, a mudá-las.

Como as Crenças Limitadoras O Impedem de Viver a Sua Vida

Ao longo da sua vida, construiu crenças em si próprio e sobre o mundo, que podem contribuir diretamente para o seu modo de vida. O que é surpreendente é que estas crenças também podem ter um efeito físico sobre si.

Quanto mais reforçada for a ideia, mais impacto ela pode ter no seu corpo. Quer o saiba ou não, o seu corpo mostra a manifestação física e mental de crenças limitadoras que rodeiam a sua autoimagem.

As suas crenças limitantes farão com que sinta que nunca será capaz de atingir um objetivo. Isto pode resultar na diminuição da sua autoconfiança, acabando por perder a sua autoestima no processo.

À medida que a sua autoestima vacila, poderá começar a evitar experimentar coisas novas e a empreender novas aventuras, porque acreditará que os riscos e perigos que rodeiam a experiência são destrutivos e até fatais.

Isto resultará em queixas a outros e na atribuição de culpas, sem descobrir a fonte subjacente dos problemas. Isto pode fazer com que comece a perder o equilíbrio que deseja na vida que é necessário para a manter saudável e em funcionamento.

As crenças limitadoras, tendem a causar um autojulgamento pouco saudável, levando-o a sentir a necessidade de colocar uma máscara e a esconder o seu verdadeiro eu do mundo. O medo de não aceitar quem somos pode resultar na perda da nossa autoidentidade sem sequer nos apercebermos disso.

As crenças limitantes que mantém podem também resultar em mudanças físicas no corpo. Isto inclui agitação contínua e persistente, depressão, ansiedade, indecisão, mau feitio, enjoos, e outros problemas emocionais.

Isto pode mudar quem você é e a forma como fala com os outros. O tom da sua fala muda e terá tendência para ser negativo. Pode levá-lo a encontrar sempre formas de reclamar e culpar os outros pelos seus problemas e falhas.

Identificação de Crenças Limitadoras

O primeiro passo para ultrapassar as suas crenças limitantes é identificá-las. Viver com as suas crenças limitantes pode levá-lo a viver uma vida medíocre, uma vida que é significativamente diferente do seu potencial.

Infelizmente, a limitação das crenças pode ser um desafio para a identificação.

Antes de poder começar a identificar as suas crenças limitantes, precisa de aprender a manter um registo da sua Auto conferência e a tomar consciência dos juízos que o seu subconsciente está a fazer.

Sabendo como acompanhar a forma como fala consigo mesmo, será capaz de identificar as crenças limitantes que percorrem a sua mente durante as conversas. Livrar-se do preconceito da sua mente subconsciente é outro passo vital para encontrar as suas crenças limitantes.

Algumas das crenças limitadoras mais comuns incluem:

- Não posso ser o meu eu verdadeiro e autêntico porque serei julgado.
- Não posso apaixonar-me porque vou ficar com o coração partido.
- Não posso pedir o que quero porque vou ser rejeitado.

- Não posso confiar nas pessoas porque elas acabarão por trair a minha confiança.
- Não posso perseguir os meus sonhos porque muito provavelmente falharei.
- Não preciso de ser bem-sucedido, por isso não vou sequer lutar pelo sucesso.
- É demasiado tarde para prosseguir os meus sonhos.
- Não sou nada de especial porque nunca consegui nada de excecional.
- Eu não mereço a felicidade porque não sou suficientemente bom.
- Detesto a minha aparência, e não há nada que eu possa fazer para mudar.
- Sou demasiado fraco e nunca serei capaz de encontrar a força para mudar.

Capítulo 3
Superando as suas Crenças Limitadoras

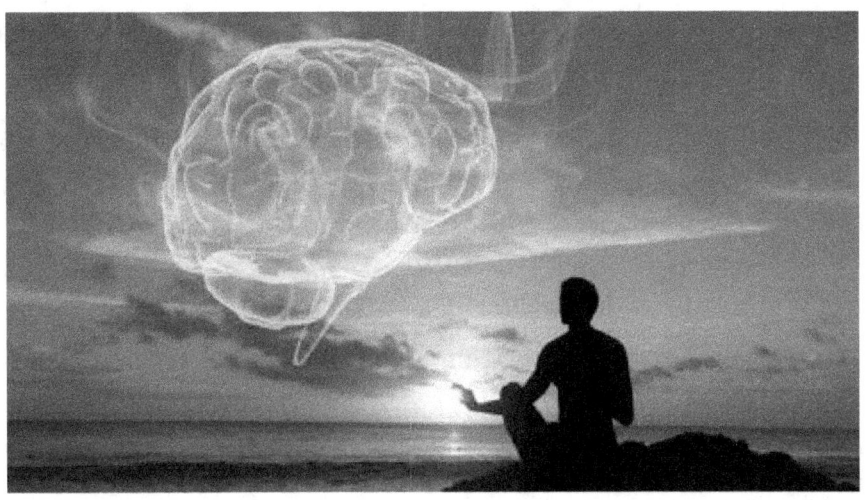

Agora que já identificou as suas crenças limitantes, é tempo de trabalhar para as ultrapassar. Infelizmente, a maioria das pessoas não toma as medidas necessárias para o fazer porque acredita que ao ter consciência das suas crenças limitantes, será capaz de pensar de forma diferente sobre as suas circunstâncias e vidas.

Embora estando ciente das suas crenças limitantes o encoraje a pensar nelas de forma diferente, um número significativo das suas crenças limitantes tem uma tonelada de investimento emocional por detrás delas, que é, em última análise, onde reside o problema.

Sempre que se tem um tremendo nível de emoção investido em algo, pode criar uma barreira à mudança. A fim de fazer uma mudança duradoura, é preciso cortar os laços. De facto, quanto mais profunda for a convicção ou crença, mais difícil será encontrar o processo e mais demorado será o processo. A pedra angular de qualquer mudança que deseje fazer é a vontade de se adaptar às condições e circunstâncias em mudança que o rodeiam. Isto é especialmente verdade quando se trata de mudar as suas crenças limitantes.

Escolha o Resultado Que Deseja

O primeiro passo que tem de dar para ultrapassar as suas crenças limitantes é escolher o resultado que deseja. Quando escolhe o resultado desejado, pode ganhar mais clareza sobre o que é na sua vida que gostaria de mudar.

Tem de fazer a si próprio algumas perguntas difíceis e considerar cuidadosamente as suas respostas. Tem de se perguntar a si próprio:

- Quais os objetivos que gostaria de atingir?
- O que é que me impede atualmente de atingir os meus objetivos?
- Que tipo de pessoa gostaria idealmente de ser?
- O que é que especificamente quero mudar?
- Que crenças específicas não estão a funcionar para mim?
- Que crenças limitadoras me impedem de alcançar os meus resultados desejados?

Uma vez que se tenha tornado claro sobre as crenças limitantes que o estão a impedir, pode iniciar o processo de ultrapassar essas crenças limitantes e aumentar a sua autoestima.

Questionar as Suas Crenças Limitantes

É importante lembrar que as suas crenças limitantes são apenas tão fortes como as referências que as suportam. Muitas vezes, as crenças limitantes que possui têm uma pletora de referências que ajudaram a influenciar e a mudar a sua perspetiva sobre a realidade.

É importante lembrar que estas referências começaram como ideias, que se transformaram em opiniões, que mais tarde se tornaram as vossas crenças. Se quiser mudar as suas crenças limitantes, tem de mudar a sua perspetiva e opinião sobre elas. Pode começar a lançar dúvidas sobre as suas crenças limitantes, perguntando-se a si próprio:

- A crença é correta?
- Terei sempre acreditado nisto? Porquê?
- Houve algum tempo em que eu não acreditei nisto? Porquê?
- Haverá provas que possam refutar esta crença limitadora?
- Haverá alturas em que esta crença não faça sentido racional?
- Será que esta crença me ajudará a conseguir o que quero? Ajudar-me-á a alcançar os meus objetivos?

- Qual é exatamente a forma oposta de pensar sobre esta crença? Como é que isto é útil?

Estas perguntas são concebidas para o ajudar a aumentar a perspetiva e as possibilidades da sua situação. Destinam-se a encorajá-lo a pensar fora da caixa, para que possa começar a mudar a forma como pensa sobre as suas crenças limitantes.

Considere as Consequências das suas Crenças Limitadoras

Agora que começou a lançar algumas dúvidas sobre as suas crenças limitantes, é tempo de considerar as possíveis consequências de se agarrar às suas crenças limitantes. Para o fazer, precisa de pensar longa e arduamente sobre as seguintes questões.

- Quais serão as consequências se eu não for capaz de fazer esta mudança e eliminar esta crença limitadora?
- Como é que uma mudança não me vai afetar emocionalmente? Fisicamente? Financeiramente? Espiritualmente? Nas minhas relações?
- Como é que uma mudança não vai afetar a minha vida?
- Existem consequências a curto prazo de não mudar a minha vida? Quais são elas?
- Haverá consequências a longo prazo?
- O que torna esta mudança agora tão essencial?

Quanto mais dor estiver associada à manutenção das suas crenças limitantes, maior será a motivação que terá para fazer mudanças positivas na sua vida. É por isso que é essencial passar por cada uma destas questões, uma de cada vez, para experimentar plenamente a dor. Quer sentir a raiva, pensar nos arrependimentos, experimentar a culpa, e deixar-se chorar.

Escolher uma Nova Crença Empedradora

Para poder avançar depois de ter considerado as consequências de se agarrar às suas crenças limitantes, é necessário escolher uma nova crença de poder. É vital que se certifique de que esta nova crença é credível. Se não for credível, são grandes as probabilidades de não ser capaz de condicionar a sua psique.

Para desbloquear a sua nova crença de poder, precisa de considerar o objetivo que pretende alcançar, a pessoa que se quer tornar, e os valores fundamentais que pretende manter. Depois de os ter considerado, precisa de fazer a si próprio as seguintes perguntas na perspetiva de uma terceira pessoa:

- Em que é que esta pessoa provavelmente acreditaria enquanto perseguia este objetivo?
- Em que acreditaria esta pessoa sobre si própria?
- Em que acreditaria esta pessoa sobre o seu objetivo?
- Como é a sua atitude? Como pensam eles sobre o objetivo?
- Como pensariam eles sobre os obstáculos que encontram ao longo da viagem?

Agora, precisa de algum tempo para considerar as vantagens desta nova crença fortalecedora e como ela pode melhorar a sua vida e as suas circunstâncias. Pergunte a si mesmo o seguinte:

- Que benefícios posso esperar da utilização desta nova crença?
- Como é que isso me ajudará a atingir os meus objetivos?
- Como é que isso vai mudar a minha vida para melhor?
- Como irá ajudar tanto a longo como a curto prazo?
- Como é que esta nova crença me vai fazer sentir sobre mim mesmo?
- Como é que esta nova crença me vai dar poder para avançar?
- Porque é que isto é importante?

Quanto mais razões puder encontrar, maior será a sua motivação para quebrar os seus velhos padrões de comportamento e substituí-los por um novo sistema de crenças fortalecedor.

Condicione a sua Nova Crença

Agora que se comprometeu a mudar as suas crenças limitantes para novas crenças fortalecedoras, o passo seguinte é começar a condicionar progressivamente as suas novas crenças na sua psique.

Uma forma de o fazer é através do processo de visualização. Passe tempo todos os dias visualizando-se, na sua imaginação, usando a sua nova forma de pensar nas suas atividades do dia-a-dia. Tome especial nota das ações que toma, das decisões que toma, de como fala com os outros, e de como fala consigo próprio.

Pense na sua atitude recém-formada e em como as suas novas crenças o vão ajudar a manifestar a vida que deseja. Na sua essência, estão a imaginar um novo "eu" na vossa mente.

Outro processo que pode utilizar é o processo de ancorar esta nova crença para a condicionar no seu sistema nervoso. Isto envolve ancorar uma sensação que é física ao seu corpo que lhe permitirá entrar automaticamente num estado de espírito ótimo que corresponda à sua nova crença fortalecedora.

Não é fácil ultrapassar as suas crenças limitantes, mas com uma quantidade significativa de trabalho, introspeção, e tempo, será capaz de ultrapassar as crenças limitantes que o têm impedido e construir a sua autoconfiança.

Nos próximos capítulos, analisaremos com mais detalhe as crenças limitantes que normalmente afligem as pessoas com baixa autoconfiança e como removê-las utilizando estratégias apropriadas.

Capítulo 4
5 Passos para a Construção de uma Autoconfiança Sólida de Rocha

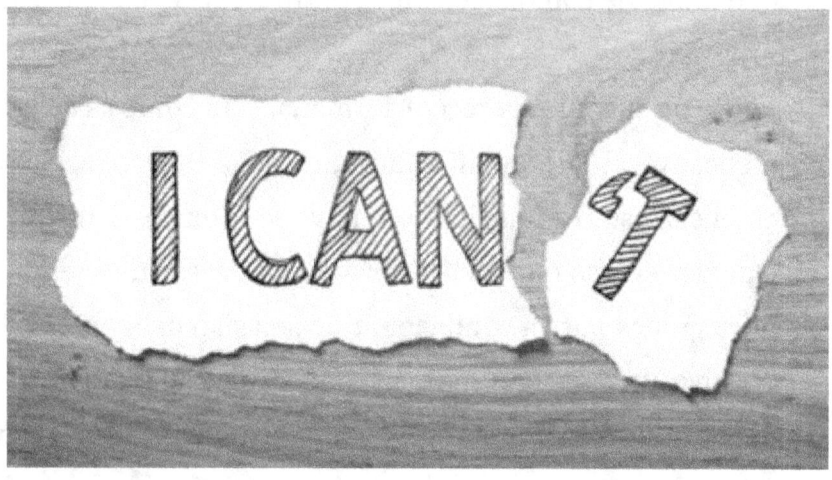

A construção da autoconfiança é um processo contínuo que necessita de determinação e energia. Aqui estão alguns passos a pensar quando se está a tentar construir o seu:

Passo 1: Saia da sua Zona de Conforto

Se vai ter uma confiança inabalável, tem de estar disposto a sair da sua zona de conforto para que possa fazer coisas fora do normal. Tem de despertar essa vontade de arder dentro de si para ser extraordinário.

Talvez tenha uma ideia brilhante de que a sua crença poderia beneficiar a sua empresa, mas não sabe como partilhá-la com o seu chefe. Talvez tenha uma paixoneta que nunca ousou abordar.

O problema que vem com o não agir sobre estes desejos é que estagnará exatamente onde está. A verdade é que, quando não exploramos novas experiências, estamos a deixar que o medo nos tire o brilho do sol. Está simplesmente a cavar mais fundo na sua zona de conforto. O buraco em que está sentado há já várias décadas.

Sim, pode ser intimidante fazer a primeira abordagem ao desconhecido, arriscando-se a ser embaraçado por fracassos. Mas se pensarmos nisso, é apenas 'FEAR' - Falsa Evidência Aparecendo Real. O que é o pior que pode acontecer? Muitas vezes, é só pensar demais. Sair da sua zona de conforto pode ser tão assustador, mas é importante se desejar cumprir o propósito da sua vida e ter uma confiança inabalável. Esta pode ser a forma de poder finalmente provar a si próprio que pode alcançar tudo aquilo a que se propõe.

Afinal de contas, qual é o pior que pode acontecer? Pode partilhar com o seu chefe e conduzir a empresa ao sucesso, ou o chefe simplesmente recusa-a. Pode convidar aquela rapariga ou aquele rapaz a sair, e eles podem dizer sim ou não - também obtém a sua resposta sem perder muito tempo a adivinhar. Seja como for, é uma situação em que todos ganham.

O segredo para ter uma confiança sólida começa por si!

Uma coisa que lhe direi com certeza é que para sair da sua zona de conforto; tem de começar por definir micro gotas que acabarão por se somar ao panorama geral. Micro guias refere-se simplesmente a pequenos pedaços do objetivo maior que tem. Quando se partem os objetivos maiores em pedaços, realizá-los torna-se bastante fácil, e divertir-se-ão imenso enquanto o fazem. Isto também irá aumentar o seu ímpeto para continuar a empurrar até ter atingido o seu objetivo. Portanto, supomos que tem uma ideia ou estratégia de negócio que gostaria de partilhar com o seu chefe, mas não teve a coragem de o fazer. Em vez disso, o que pode fazer é dividir o seu resultado principal em objetivos mais pequenos que acabam por produzir resultados semelhantes. Dê pequenos passos para começar, não importa quão pequeno seja. Em vez de dar o grande salto e de se sentir sobrecarregado, começar pequeno irá tirar-lhe a pressão. Quando o faz, simplesmente torna as coisas bastante fáceis de digerir e facilita o seu seguimento.

Portanto, gostas daquela rapariga ou rapaz e não tens coragem de lhes dizer como. Mas ele ou ela pode não ser solteiro em primeiro lugar. Assim, o seu micro objetivo deve ser estabelecer primeiro uma relação com eles antes de mergulhar no fim mais profundo das coisas. Mesmo antes de os convidar para sair num encontro, conheça quem eles são, iniciando apenas uma curta conversa com ela/ele. Não é melhor assim? Isto não parece que esteja a persegui-los.

Dito isto, é preciso ter em conta que, quando se estabelecem micro gotas, isso permite-lhe sair da sua zona de conforto. À medida que vai atingindo os seus micrómetras, um após o outro, vai-se apercebendo de que cada pequena vitória pode ajudá-lo a obter a confiança necessária para avançar. Desafie-se a si próprio que vai fazer algo fora do comum todos os dias e veja como isso aumenta a sua confiança.

Passo 2: Conheça o seu valor

Sabia que as pessoas com sólida confiança na rocha são muitas vezes muito decisivas? Uma coisa que é bastante admirável com pessoas de sucesso é que não demoram muito tempo a tentar tomar pequenas decisões. Simplesmente não analisam em demasia as coisas. A razão pela qual podem tomar decisões rápidas é que já conhecem o seu grande quadro, o resultado final.

Mas como se pode definir o que se quer?

O primeiro passo é que defina os seus valores. De acordo com Tony Robbins, um autor, existem dois grandes valores distintos; valores finais e valores médios. Estes dois tipos de valores estão ligados ao estado emocional que deseja; felicidade, sensação de segurança, e realização, entre outros.

Significa Valores

Estas referem-se simplesmente a formas através das quais se pode desencadear a emoção que se deseja. Um exemplo muito bom é o dinheiro, que muitas vezes serve como um meio e não como um fim. É uma coisa que lhe oferecerá liberdade financeira, algo que deseja e que, por conseguinte, é um valor de meio.

Valores finais

Isto refere-se a emoções que se procuram, como o amor, a felicidade e uma sensação de segurança. São simplesmente as coisas que os seus valores de meios oferecem. Por exemplo, o dinheiro dar-lhe-á segurança e estabilidade financeira.

Por outras palavras, o valor dos meios são as coisas que se pensa desejar para finalmente obter os valores finais. O mais importante é que tenha clareza sobre o que valoriza, para que possa tomar decisões informadas muito mais rapidamente.

Isto, por sua vez, dar-lhe-á um forte sentido de identidade, e é daí que tira a confiança eterna. Tem de estar no controlo da sua vida e não o contrário.

Uma forma de o fazer é assegurar-se de que define os seus valores finais. Pode começar por dedicar pelo menos uma ou duas horas por semana para anotar quais são os seus valores finais. Para lá chegar, comece por declarar quais são os seus valores que gostaria de aperfeiçoar para chegar à vida dos seus sonhos.

Algumas das questões que o podem ajudar a colocar as coisas em perspetiva incluem;

- Quais são algumas das coisas que mais importam na sua vida?
- Há coisas com as quais não se preocupa na sua vida?

- Se tomasse uma decisão difícil, quais são alguns dos valores que defenderá e quais são aqueles que desconsiderará?
- Se tem ou teve filhos, quais são alguns dos valores que irá incutir neles?

Passo 3: Crie a sua própria felicidade

A felicidade é uma escolha, e também os melhores obstáculos são constrangimentos autogeridos como pensar que não se é digno de felicidade.

Se não se sente digno de alegria, então também não acredita que merece as coisas boas da vida, as coisas que o fazem feliz e isso será precisamente o que o impede de ser feliz.

Pode ser mais feliz. Depende da sua seleção daquilo em que se concentra. Assim, escolha a felicidade.

A felicidade não é algo que lhe aconteça. É uma escolha, mas é preciso esforço. Não espere que outra pessoa o faça feliz, porque essa pode ser uma espera eterna. Nenhuma pessoa ou circunstância externa o pode fazer feliz.

A felicidade é uma emoção interior. As circunstâncias externas são responsáveis por apenas 10 por cento da sua felicidade. Os outros 90% são a forma como se comporta face a essas condições e que atitude adota. A receita científica da felicidade é 10% de condições externas, 50% de genes e atividades intencionais - é aí que entra a aprendizagem e os exercícios - 40%. Algumas pessoas nascem mais felizes do que outras, mas se nascemos mais infelizes e praticamos os exercícios, acabamos por ser mais felizes do que alguém que nasceu mais feliz e não os faz. O que ambas as equações têm em comum é que a influência mínima das condições externas na nossa felicidade.

Geralmente assumimos que a nossa situação tem um impacto muito maior na nossa felicidade. O interessante é que a felicidade é frequentemente encontrada quando se deixa de a procurar. Desfrute de todos os momentos. Espere milagres e oportunidades em cada esquina, e mais cedo ou mais tarde irá encontrá-los. Seja o que for em que se concentre, poderá ver mais. Escolha para se concentrar nas oportunidades, decida concentrar-se no bem, e opte por se concentrar na felicidade. Faça a sua própria felicidade.

Passo 4: Estar Pronto para Abraçar a Mudança
Já alguma vez se viu obcecado com o futuro ou com o passado? Isto é algo que muitos de nós nos encontramos a fazer. No entanto, a questão é esta: a pessoa que foi ou será daqui a cinco anos é muito diferente de quem é neste momento.

Notará que há cinco anos atrás, o seu gosto, interesses e amigos eram diferentes do que são hoje e as probabilidades são de que sejam diferentes daqui a cinco anos. A questão é que é fundamental que abrace quem é hoje e saiba que é uma evolução ativa.

De acordo com a investigação conduzida por Carol Dweck, é evidente que as crianças se dão bem na escola quando adotam uma mentalidade de crescimento. De facto, com a mentalidade do crescimento, elas acreditam que podem dar-se bem num determinado assunto. Isto é exatamente o oposto do que as crianças com uma experiência mental fixa, porque acreditam que o que são e tudo o que têm é permanente. Portanto, ter a noção de que não se pode crescer só limita a confiança.

O que se deve fazer para abraçar tudo o que se está a fazer é parar o autojulgamento. Na maioria das vezes, estamos a julgar as pessoas pelo que elas dizem, como o dizem, o que vestem, e as suas ações. Da mesma forma, julgamo-nos a nós próprios nas nossas cabeças, comparando o nosso eu passado e presente.

Para que possa desenvolver um forte sentido de confiança, é importante que comece por vencer o hábito do autojulgamento e da crítica negativa. Sim, isto é algo que pode ser difícil no início, mas quando se começa a praticá-lo, percebe-se o quão retrógrado isso foi.

Pode começar por escolher pelo menos um ou dois dias por semana quando evita fazer qualquer julgamento. Se não tem nada de bom a dizer, não o diga. Se houver um pensamento negativo que lhe atravesse a mente, substitua-o por um positivo.

Gradualmente, a sua mente começará a preparar-se para um estado de não julgamento, e em breve se tornará o seu estado de espírito natural. Isto não só o ajudará a abraçar os outros, mas também a aceitar-se a si próprio por aquilo que realmente é.

Passo 5: Estar presente

Parece simples, certo? É importante e necessário que se construa a sua confiança. Ao estar presente, está simplesmente a permitir que a sua mente, corpo e alma estejam empenhados na tarefa em mãos.

Imaginemos falar com alguém que não esteja a ouvir o que está a dizer. Isto é algo que provavelmente já aconteceu a um bom número de nós. Como se sentiu? Por outro lado, imaginemos falar com alguém, e sentimo-nos como se fôssemos a única pessoa na sala. Sente-se muito especial, não é?

A razão pela qual se sente especial é que eles estavam presentes naquele momento. Prestaram muita atenção ao que estava a dizer, sentindo consigo todas as emoções. Estavam empenhados na conversa a um nível mais profundo. Desta forma, podem reter informação enquanto ainda experimentam empatia.

Para estar presente, é necessário desenvolver uma dupla verificação mental. Isto significa simplesmente que deve fazer o seu check-in mental regularmente. Para isso, tem de desenvolver um gatilho mental ou um calendário quando se pergunta a si próprio onde está a sua mente. Este é o momento em que atua como observador da sua mente.

Está a pensar em fazer reservas para jantar enquanto está numa reunião? Pensa que não é suficientemente bom? Chamar-se a si próprio a si próprio a partir destes pensamentos negativos significa que se verifica mentalmente de vez em quando. Assim que tiver a resposta à sua pergunta, respire fundo e volte a concentrar-se nas suas coisas mais importantes.

Capítulo 5
Hábitos diários para consolidar e aumentar a sua autoestima

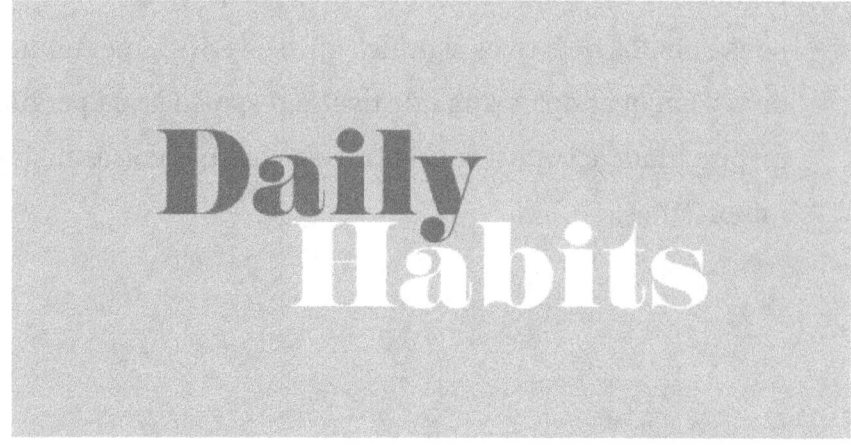

Agora que já descobriu como identificar e superar as suas crenças limitantes, pode começar a reconstruir a sua autoconfiança, aumentando a sua autoestima. Para o fazer, tem primeiro de mudar a sua auto perceção.

É preciso mudar a forma como se olha para si próprio e como se vê a si próprio. Toda a gente tem auto perceção. Todos têm na sua mente uma imagem mental de quem são, do que são capazes e para onde vão.

Se sofre de baixa autoconfiança, tem uma visão negativa destas coisas. Provavelmente sente que não vale muito de nada e que tudo o que tenta resultará em mediocridade ou fracasso.

Tem de trabalhar na sua auto perceção se quiser aumentar a sua autoestima e construir a sua autoconfiança. Para iniciar o processo de melhorar a sua autoestima, tem de incorporar estes hábitos diários na sua vida.

Perdoe-se a si mesmo

Se existe algum atalho para uma autoestima saudável, provavelmente é este. Quando se consegue perdoar, leva-se a autoestima a outro nível. Trata-se de bondade para connosco próprios e de ter compaixão - não só pelos outros, mas por nós próprios. (Não confunda isto com autocomiseração, que é tóxico).

Uma razão para a baixa autoestima é porque nos sentimos culpados por algo que fizemos ou deixámos por fazer, por isso é crucial perdoar-se a si próprio. Assim que tiver completado isto, a sua autoestima aumenta, e será também capaz de perdoar os outros.

Seja clemente para consigo mesmo, aceite os seus erros e prometa nunca os repetis, perdoe-se pelos seus defeitos (é apenas humano e não tem de ser perfeito) e trabalhe com as suas próprias forças. Perdoa-te a ti próprio pelos teus pecados e não os repitas se possível.

As mudanças que verá quando descobrir como se perdoar são absolutamente notáveis! Ocasionalmente, as desordens desaparecem; ocasionalmente, o perdão de si próprio elimina o anterior bloqueio energético para permitir que a riqueza entre na sua vida. Faça-o e veja o que o perdão vai fazer por si durante a sua vida.

Aumente os seus conhecimentos

Outro passo para aumentar a sua confiança é assegurar-se de que adquire conhecimentos tanto no seu esforço pessoal como profissional. Há sempre aquela área em que se sente limitado no conhecimento e compreensão.

Se quer ter mais confiança, então tem de demonstrar mestria nesta área. Pode expandir os seus conhecimentos frequentando cursos em linha, participando em conferências e eventos semelhantes, bem como lendo livros. A outra coisa que pode desfrutar enquanto adquire conhecimentos são as teles aulas onde poderá interagir e participar em discussões com os seus pares. Isto irá contribuir em muito para melhorar o seu nível de confiança.

Mude a sua almofala

A Auto falação é apenas o ato de falar consigo próprio, mentalmente ou em voz alta. É qualquer pensamento que surge na sua cabeça em reação a estímulos externos. A forma como se sente em relação às situações depende do que se diz a si próprio.

Se pensarmos negativamente na situação, isso levará a emoções negativas como irritação ou ansiedade. Pensar positivamente sobre a situação conduzirá a sentimentos positivos, como excitação ou felicidade.

Quando se trabalha para aumentar a autoestima, torna-se mais consciente da constante Auto conferência que conduz a sentimentos negativos, e pode substituí-la por uma Auto conferência positiva que encoraja níveis mais elevados de autoestima.

Por exemplo, se está sempre a dizer a si próprio que é gordo cada vez que se olha ao espelho, precisa de parar e substituir estes pensamentos por palavras de encorajamento.

Neste exemplo, treinou-se a si próprio para olhar para áreas do seu corpo que o tornam inseguro e reforçam a sua insegurança, dizendo "Estou gordo".

Se se ensinar a olhar para o espelho e apreciar o seu corpo ou concentrar-se numa área em que se sinta bem, ao longo do tempo, isto irá mudar a sua autoimagem e confiança.

Afirmações Práticas

As afirmações são afirmações simples e positivas que diz sobre si próprio para mudar os padrões de pensamento negativo.

Pode dizer um conjunto de afirmações todos os dias ou utilizá-las para substituir a Auto falação negativa.

As afirmações ajudam a melhorar a autoestima através da implantação de novas crenças para substituir as crenças que causam baixa autoestima.

Quando está a tentar mudar os seus pensamentos automáticos e a sua auto falação negativa, é útil ter um conjunto de afirmações a utilizar em vez dos velhos padrões de pensamento negativo que desenvolveu. Com suficiente repetição, as afirmações serão implantadas na sua mente subconsciente.

Em breve falaremos mais detalhadamente sobre afirmações positivas e como podem apoiá-lo no desenvolvimento de uma autoconfiança sólida.

Parar as comparações

Tem de reconhecer que é único. Também tem de perceber que nunca obtém a história completa e que todos tentam disfarçar as suas inseguranças.

Quando se compara a si próprio aos outros, está apenas a comparar a si próprio com a fachada que os outros apresentam ao mundo.

Todos têm pensamentos, dúvidas, inseguranças, julgamentos e outras batalhas interiores com que lidam dentro das suas mentes.

Também precisa de deixar de usar comparações para se sentir bem consigo mesmo. É tentador fazê-lo num esforço para alimentar o seu próprio ego, mas transforma-se num ciclo vicioso.

Quando usa comparações para se sentir melhor, o seu cérebro irá automaticamente usá-lo para o fazer sentir-se pior. A única forma de escapar a isto é cortar-se a si próprio de fazer comparações entre si e os outros.

Eliminar a sentença

O julgamento é um dos hábitos mais destrutivos e menos produtivos que se pode desenvolver. Infelizmente, poucos vivem uma vida que seja livre de julgar pensamentos. Julgamento e verdadeira confiança são incompatíveis. Nunca se pode experimentar uma paz genuína enquanto se agarra aos julgamentos.

O julgamento torna-se habitual em nós; naturalmente, fazemo-lo sem sequer nos apercebermos disso. Julgamo-nos a nós próprios como uma forma de punição por não sermos perfeitos, e julgamos os outros numa tentativa de nos sentirmos melhor.

As pessoas que estão verdadeiramente felizes consigo próprias não sentem a vontade de julgar os outros ou a si próprias.

O primeiro passo no caminho para este tipo de liberdade é aceitar que não há nada de perfeito no universo.

Tem de aprender a aceitar-se a si próprio como é e a aceitar os outros da mesma forma. Todos vieram a este mundo com personalidades diferentes, tiveram várias experiências que nos moldaram e todos nós continuamos a enfrentar desafios. Julgar qualquer pessoa é injusto.

Abandonar a culpa

A culpa é uma das emoções mais destrutivas, e o mundo está cheio de homens e mulheres culpados. O pior é que se trata de um sentimento desnecessário. Um livro inteiro poderia ser escrito sobre a inutilidade da emoção. Não seria um problema se nos pudéssemos sentir culpados por alguns momentos e depois continuar com as nossas vidas, mas infelizmente, muitas pessoas vivem com culpa crónica.

Porque é que nos sentimos sempre culpados? Porque temos sido condicionados a sentirmo-nos culpados toda a nossa vida. Conscientemente ou inconscientemente, desde a nossa juventude, os nossos entes queridos, amigos, sociedade, escola e religião alimentaram o nosso remorso e aplicaram-no através do sistema de castigo e recompensa.

Enquanto crianças, todos nos recordaram constantemente o nosso mau comportamento e compararam-nos a outras crianças que se estavam a comportar muito melhor. A culpa era usada para nos controlar.

O mau é que este tipo de tratamento nos leva a sentir-nos culpados, mesmo que não tenhamos feito nada de mal. Além disso, durante muito tempo, a culpa esteve relacionada com o cuidado. Se realmente nos preocupamos, precisamos de nos sentir culpados, e se não nos preocupamos e não nos sentimos culpados, somos uma pessoa terrível. Nada está mais longe da realidade.

A culpa não lhe serve em nada; apenas lhe causa danos psicológicos reais e faz com que se sinta desprezível. Pare hoje a ilusão da culpa. Há uma enorme diferença entre sentir-se culpado e aprender com os seus erros. A culpa traz sempre castigo, que vem em várias formas, incluindo a depressão, sentimentos de inadequação, deficiência de autoconfiança, autoestima inadequada, e a incapacidade de apreciar os outros e a nós próprios.

O fantástico é que quanto mais trabalhar na sua própria autoestima, juntamente com a sua autenticidade e estar perto das pessoas certas, menos culpado se sentirá. A qualquer momento que se sentir culpado, lembre-se de que é uma emoção desnecessária, e aprenda com o erro. É tudo o que tem de fazer.

Concentre-se nos seus pontos fortes

Se estiver frequentemente perto de pessoas tóxicas, elas podem sentir-se tentadas a chamar a atenção para as suas falhas. Ignore-os. Embora seja bom saber das nossas falhas - nós compreendemo-las, não precisamos que ninguém nos lembre sempre que é melhor para nós tomarmos consciência e concentrarmo-nos nos nossos pontos fortes.

- Quais são as cinco principais qualidades pessoais e pontos fortes profissionais?
- O que faz melhor do que os outros?
- Quais são as suas realizações pessoais e profissionais mais importantes?
- O que o torna único e forte?

Então é tempo de os fortificar. Pratique-os e concentre-se neles - os que tem e os que quer.

Aprenda a dizer NÃO

Pode haver pessoas na sua própria vida que tentarão convencê-lo a fazer coisas mesmo que não as queira fazer, e ocasionalmente porque desejamos agradar a todos, dizemos "SIM" a eles mesmo que a nossa voz interior diga "NÃO".

Dizer sim quando gostaríamos de dizer "NÃO" prejudica a nossa autoestima e depois podemos sentir-nos um pouco tristes ou zangados.

Aprender a dizer "não" irá melhorar muito a sua vida. Receberá mais de VOCÊ porque cada vez que disser SIM quando se refere a NÃO, livrar-se-á de um pouco de si mesmo e a sua autoestima diminuirá.

Quando decidir que um "Sim" é um "Sim" e um "Não" é um "Não", vai sentir-se melhor. Isto implica menos obrigações e embora dizer aos seus amigos e família "NÃO" seja difícil no início, os benefícios são grandes.

As pessoas mais bem-sucedidas dizem "Não" com bastante frequência. Por isso, não se esqueça de dizer "NÃO" sem se sentir culpado.

Rodeia-te de Positividade

Embora não seja uma grande jogada culpar os nossos fracassos pelos outros, muitas vezes outras pessoas podem ser responsáveis pela nossa baixa autoestima. Isto é verdade se sairmos com a multidão errada - se os nossos amigos forem propensos a apontar os nossos defeitos em vez de nos construírem e delirarem sobre nós.

E é por isso que é necessário evitar pessoas tóxicas. Ironicamente, se considerarmos tudo o que dissemos no primeiro capítulo, são muitas vezes as pessoas com falta de confiança que sentem a necessidade de tentar prejudicar as nossas. Elas fazem-nos sentir pequenos para se sentirem maiores.

Se conhece pessoas negativas e tóxicas como esta, então deve fazer uma tentativa consciente de não andar mais com esse tipo de pessoas. Da mesma forma, deve passar mais tempo com as pessoas positivas que o amam.

E se tiver de passar algum tempo com pessoas que estão a prejudicar a sua estima? Então basta considerar os seus motivos para tudo o que dizem. Se o criticam, então é porque pensam genuinamente que fez algo de errado? Ou será porque estão com ciúmes? Ou será porque são apenas um tipo de pessoa negativa? Não deixe que isso afete o que sente por si próprio.

Melhore a si mesmo

Muitos de nós temos coisas de que não gostamos em nós próprios. Mas muitas vezes, essas coisas podem ser melhoradas. E o puro ato de tentar melhorar pode muitas vezes ser suficiente para nos dar um tremendo impulso na autovalorizarão.

Portanto, se não gostar da sua aparência, então considere as formas de melhorar o seu estilo, talvez para ficar melhor. Se se sentir demasiado "magro", então, aumente o volume. Se se sentir com excesso de peso, então emagreça. Se pensa que é um pouco lento, então trabalhe na sua reparação. Se a sua matemática o desiludir, vá ter aulas!

Incorporar. Autocuidado

Negligenciar as suas próprias necessidades pode contribuir para a baixa autoestima, além de ser um sintoma de baixa autoestima. O autocuidado é apenas fazer algo porque o faz feliz.

Pode ser tão simples como relaxar num banho de espuma, desfrutar de uma massagem, ou dar um passeio sozinho. O autocuidado é muitas vezes encarado como egoísmo. As pessoas sentem-se muitas vezes culpadas por passarem tempo consigo próprias, porque pensam que isso está a tirar a felicidade dos outros.

O primeiro passo para mudar isto é reconhecer que é digno de tempo e atenção e libertar qualquer pensamento que cause culpabilidade. Em seguida, é preciso pensar numa coisa que se pode acrescentar regularmente e que é 100% para si.

Diga aos seus entes queridos que o está a fazer e esteja tão empenhado em si próprio como tem estado em relação a todos os outros.

Soltar o Perfeccionismo

O perfeccionismo é muitas vezes um encobrimento da insegurança. É também o inimigo número um da confiança. O perfeccionismo vem de uma crença subjacente de que se deve ser perfeito para merecer amor e aceitação de si próprio e dos outros.

Indica que um indivíduo coloca a sua autoestima nas suas realizações e define o seu autoconceito com base em ações. Esta mentalidade conduz a flutuações drásticas de humor e confiança e a uma pressão imensa para sempre acertar.

É preciso deixar de lado as suas tendências perfeccionistas. Tem de fomentar o amor incondicional e a aceitação por si próprio e saber que está separado das suas ações e realizações. Quanto mais disposto estiver a aceitar-se a si próprio quando comete erros, mais elevada será a sua autoestima.

Celebrar as Vitórias Diárias

Pode tornar-se esmagador quando estamos a tentar mudar qualquer aspeto das nossas vidas. As mudanças levam tempo, e só podem acontecer com ações diárias.

Tem havido muitas pessoas que conseguiram superar a timidez e desenvolver uma autoestima saudável, mas isso não foi conseguido da noite para o dia. Para se manter motivado no seu caminho para aumentar a sua autoestima e construir a sua confiança, tem de reconhecer e celebrar as pequenas vitórias.

Celebrar pequenas vitórias ao trabalhar para qualquer objetivo também ajudará a construir a sua confiança. Merece crédito e tem de estar disposto a dar-se a si próprio reconhecimento. Se estiver sempre concentrado em quão longe está de alcançar o seu objetivo final, a sua viagem pode transformar-se numa luta, cheia de dúvidas e desilusões.

Em vez disso, celebrar as pequenas realizações ao longo da viagem e encher-se com o encorajamento e a energia para continuar.

Seja grato pelo que tem

Os indivíduos com baixa autoestima tendem a concentrar-se nas experiências negativas e na falta delas nas suas vidas. É fácil focalizar-se no que se quer, mas não se tem, e é preciso um esforço para mudar esta perspetiva.

Expressar apreço e gratidão por tudo na sua vida transformará a sua perspetiva durante cada momento e eventualmente alterará as suas perceções de si mesmo e do mundo.

Ao praticar a gratidão, agradeça as bênçãos da sua vida, e quem você é como pessoa. Tome um momento para listar três coisas únicas que aprecia em si mesmo e três coisas pelas quais está grato na sua vida. Tente incorporar diariamente uma prática de gratidão por si e pelo mundo e veja o impacto que isso tem na sua autoestima global.

Exercício da Fé Apaixonada

Uma das qualidades que admiro nas pessoas confiantes é que elas têm fé num ser supremo. Elas acreditam que o criador do universo tem um propósito para cada alma viva. Por outras palavras, a razão pela qual estamos na Terra neste momento é para descobrir e cumprir o nosso propósito superior.

Por outras palavras, eles parecem ter perfeito conhecimento de que quando forjam o plano do criador, alcançar o sucesso é apenas uma questão de tempo. Por conseguinte, se se pretende verdadeiramente alcançar o sucesso, é preciso ter fé de que é possível. É importante que tenha uma fé inabalável no seu potencial. Quando a sua fé está cheia de paixão, então há uma grande probabilidade de que siga o seu verdadeiro propósito.

Estabelecer Expectativas Realistas

A forma mais rápida de matar a sua confiança é estabelecer grandes expectativas para si próprio. Estabelecer objetivos e trabalhar para os atingir pode ajudá-lo a construir a sua confiança. No entanto, se estabelecer padrões irrealistas, só acabará por se sentir derrotado.

Se tem algo para o qual deseja trabalhar, apresente um objetivo realista para o qual possa trabalhar hoje. Mantenha os seus objetivos pequenos e alcançáveis e não deixe de celebrar cada pequena vitória.

Esperar ser confiante

Sabia que as expectativas são a fé nas ações? Neste momento, já se imaginou confiante e como isso o faria sentir. Quando estiver confiante, falará, agirá, e mover-se-á com segurança e com tanto zelo quanto perseguir os seus objetivos. Isto é quando sabe que tem a visão, as emoções, e as ações de uma pessoa confiante. Por outras palavras, estará melhor posicionado para alcançar acima e para além das suas expectativas. Quando se espera estar confiante, torna-se uma realidade.

Como já dissemos, a confiança não é algo que acontece da noite para o dia. É preciso pôr constantemente em prática estas dicas acionáveis durante meses. Comece por escrever as formas como pretende aplicar estes planos de ação. Desta forma, sabe exatamente como gostaria de agir em direção ao seu objetivo. Quando atua sobre eles, começa a perceber enormes melhorias na sua confiança, e em breve isto traduz-se em confiança sólida, felicidade, alegria, e sucesso final na vida.

Capítulo 6
Como identificar e superar o Comportamento Auto Defeituoso

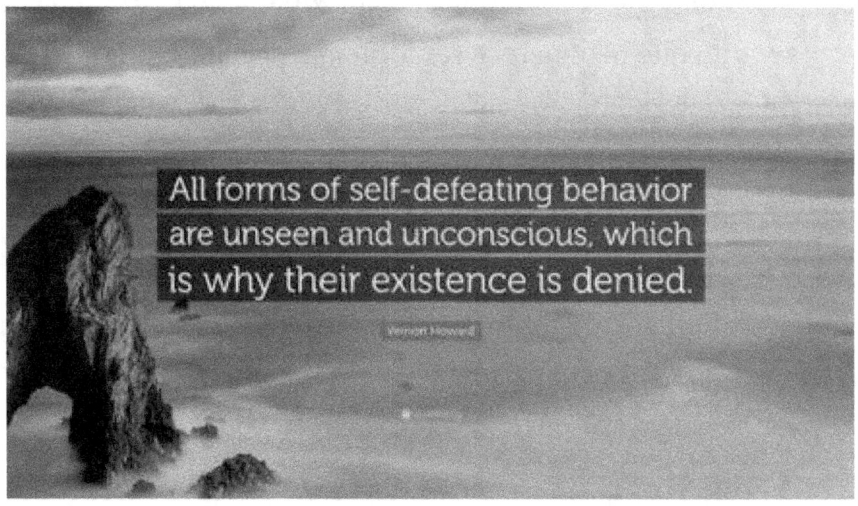

Pensamentos Auto Defetivos. Normalmente não nos apercebemos que os temos e, no entanto, eles são suficientemente fortes para ditar as nossas escolhas. São suficientemente fortes para orientar as nossas vidas em direções específicas, direções que podem não ser de apoio ou saudáveis, direções que podem não resultar numa vida plena. E tudo o que vemos é negativo.

As ideias autodestrutivas são automáticas e habituais, marginalmente abaixo da nossa consciência. Estes pensamentos dizem-nos que não somos suficientemente bons, merecedores ou merecedores de alegria, fazendo-nos perder a nossa decisão de avançar em direção ao nosso potencial.

O comportamento excessivo e desagradável pode diminuir seriamente o que sente por si próprio. Por vezes é essa a questão. Traumas ao longo da sua vida podem fazer com que se sinta que não merece ser atraente, socialmente satisfeito ou financeiramente estável.

Pode precisar de ajuda profissional para inverter totalmente esta atitude, mas também há algumas coisas que pode fazer por si próprio. Iremos vê-las em breve.

Entretanto, vamos ver quais são os traços que caracterizam uma pessoa autodestrutiva.

3 Sinais de Comportamento Auto Defeituoso

Esta característica desfavorável começa geralmente no início da idade adulta e em várias circunstâncias. Os indivíduos que têm este tipo de personalidade estão mais inclinados a ficar longe de experiências das quais ele ou ela terão prazer. Raramente ou nunca têm relações duradouras ou bem-sucedidas com amigos, família ou mesmo com alguém especial.

Há também casos em que o indivíduo que exibe comportamentos de autodestruição se envolve em relações das quais irá sofrer. Se desejar saber se você ou alguém que conhece tem este tipo de comportamento, tem de identificar 3 dos sinais mais comuns.

1. Se verificar as relações daqueles que têm este comportamento, um sinal certo é que nunca terão nenhum duradouro e frutuoso. Na maioria dos casos, preferem escolher situações indesejáveis que apenas levarão ao fracasso, maus-tratos e até mesmo à insatisfação. Mesmo sabendo que existem outras opções que têm resultados mais favoráveis, continuam a escolher aquelas que apenas conduzirão à tristeza e à frustração.

2. Os indivíduos que têm este comportamento rejeitam qualquer hipótese de serem felizes. Não se envolvem em quaisquer atividades gratificantes mesmo que tenham a capacidade de socializar, de conhecer novos amigos e de se divertir no processo. Eles não querem estar com boas pessoas. Rejeitam constantemente aqueles que os tratam bem. Quando se trata de escolher um parceiro, preferem escolher um que lhe proporcione uma relação não satisfatória.

3. Os indivíduos que têm este tipo de comportamento nunca aceitariam qualquer ajuda de outras pessoas. No entanto, prestam ajuda excessiva a outras pessoas que não foram solicitadas. Além disso, os indivíduos com comportamentos autodestrutivos são capazes de ajudar os outros a alcançar os seus objetivos. No entanto, quando se trata de si próprio, ele ou ela é incapaz de alcançar o que quer que seja desejado ou desejado.

Estes indivíduos usam este tipo de comportamento para enfrentar a sua vida quotidiana. Isto impede-os de serem felizes e bem-sucedidos. Como se pode ver, este ter este tipo de atitude trará qualquer coisa de bom à vida. Só se tornará um ciclo vicioso se não forem tomadas medidas para se verem livres dele.

Estes são sinais de que poderia ter a SDB. Também tem de admitir a si mesmo que poderia ter um problema porque a SDB é um problema e que se agrava progressivamente. A fim de quebrar o ciclo de escalada, é preciso reconhecê-lo como um problema. Estas são mais fáceis de dizer do que de fazer, mas lembre-se que o primeiro passo é sempre a identificação do problema.

Esta é a base do processo de descoberta. Sem saber qual é o problema, não se pode avançar. Tal como qualquer abordagem científica a um problema, é necessário começar por definir o problema e prosseguir a partir daí.

Compreender a Origem de Tudo

Quais são as origens deste comportamento? Estes comportamentos não existem apenas de forma espontânea. É preciso reexaminar e olhar bem para si próprio para poder identificar de onde vem este traço particular.

Os pensamentos muitas vezes autodestrutivos têm origem na infância. Isto é quando criamos avaliações para garantir a nossa segurança e para proteger os nossos entes queridos, as próprias pessoas de quem dependemos para o sustento.

Por exemplo, se os seus pais tinham sido muito controladores e quase sempre faziam as suas escolhas por si, então eles tiravam-lhe a propriedade das suas decisões, o que significava que você não se sentia responsável pelas consequências dos seus atos. Então o que acontece? Começa-se a culpar outras pessoas e à medida que se faz isto, cai-se num padrão de culpar aqueles que nos rodeiam. A origem do qual foi um problema com a sua relação com os seus pais.

O que precisa de fazer é pensar na primeira vez que exibiu o SDB e recordar os eventos que estava a passar durante esse tempo. Estas perguntas podem ajudá-lo a ir mais fundo:

- Que tipo de problemas estava a ter?
- Que grande acontecimento desencadeou a primeira vez que o seu SDB?
- O que é que o magoa realmente?
- Quais têm sido as suas emoções a esse respeito?
- Qual foi a sua reação a isso?

Este tipo de perguntas ajudará a recuperar a sua memória para o ajudar a lembrar-se da situação subjacente durante esse tempo. Lembre-se de manter toda essa informação num diário, para que se possa facilmente lembrar dela. É necessário identificar o problema e tentar lembrar qual era a sua situação durante esse tempo. Isto ajudá-lo-á a determinar e compreender se alguma delas teve algum impacto sobre a característica desfavorável que tem atualmente.

Por vezes, as pessoas julgam mal a origem porque esperam que provenha de um incidente Super traumático na sua vida. No entanto, é bem possível que as origens possam ser bastante mundanas. Isso significa que é necessário traçar cuidadosamente a história do seu comportamento autodestrutivo. Como exemplo, pode ser que a origem do seu SDB tenha sido uma rejeição por parte de uma mulher, desde o liceu. Isto porque nem todas as pessoas são iguais, algumas pessoas são mais sensíveis do que outras e algumas pessoas aceitam a rejeição de forma diferente de outras. Muito frequentemente, a resolução do problema é alcançada através da compreensão das necessidades que permaneceram insatisfeitas.

9 Maneiras de quebrar o ciclo de comportamento de autodefesa

O padrão dos nossos pensamentos tem impacto não só na forma como agimos e interagimos com o mundo, mas também na forma como nos vemos a nós próprios e, em última análise, naquilo em que acreditamos ser eficazes. É por isso que é tão importante reconhecer e trabalhar, pensamentos autodestrutivos, ou valores e ideias profundamente detidos que são intrinsecamente limitadores.

Uma coisa é perceber que se está a ter um pensamento autodestrutivo. A maioria das pessoas está suficientemente consciente para reconhecer quando estão num padrão de pensamento negativo. Mas a parte mais difícil é mudá-lo. Aqui estão 9 dicas para o ajudar a começar.

1. Saiba o que o desencadeia

O primeiro passo é identificar estes pensamentos. Muitas vezes os pensamentos auto inúteis podem incluir as palavras "sempre" ou "nunca". A título de exemplo: *"Nunca recuperarei", "Nunca poderei concentrar-me", "Nunca poderei fazer o trabalho", "Sou sempre o menos atraente", "Sou sempre pior que os outros"*, etc...

Outra forma de reconhecer estes pensamentos é perguntar a si mesmo: "Como é que me sinto, emocional e fisicamente, enquanto sinto este pensamento? Este pensamento está a dar-me energia ou está a tirá-lo?" Se se está a sentir limitado, então a autocrítica é mais fútil do que a autorreflexão construtiva.

Assim que tiver identificado os pensamentos auto injuriadores que tem, concentre-se se os viver. Isto pode ajudá-lo a compreender que situações e indivíduos os despoletam.

2. Criar uma lista restrita

Escreva os seus pensamentos Auto danosos num pedaço de papel, isto irá certamente ajudá-lo a perceber que emoção está por detrás de alguns dos seus comportamentos nocivos. Enumerar pelo menos dez sentimentos. Bons exemplos são os sentimentos de rejeição, manipulação, embaraço e até de se magoar física ou emocionalmente. Estes são muito melhores do que escrever sentimentos gerais, tais como a raiva.

3. Escreva o que pensa

Logo após criar uma lista restrita, é necessário escrever as coisas que normalmente se pensa cada vez que sentimentos como estes são desencadeados. Desta vez, pode ser tão geral quanto possível. Por exemplo, se se sentir rejeitado, pode escrever uma declaração geral relacionada com o que possa estar a pensar, tal como ninguém se preocupa consigo e que nunca encontrará alguém em quem possa confiar.

4. Preste muita atenção aos seus pensamentos

Depois de enumerar todos os pensamentos associados a cada sentimento de desencadeamento, o passo seguinte é concentrar-se nestes pensamentos. Tente pensar em situações de prazer e pense em como se sentiu durante esse dia. Essa situação em que vai pensar deve ser o oposto direto de um pensamento relacionado com um sentimento desencadeaste. Isto ajudá-lo-á a perceber que se estiver de bom humor e estado de espírito, estará a ver isto de uma forma diferente.

5. Substituir" não posso" por "não o farei".

Quando se sente especialmente consciente de si próprio, é fácil começar a acreditar que não se pode fazer algo, quando na realidade, é mais verdadeiro que provavelmente não se quer, porque tem o potencial de o tornar super desconfortável. Substitua as ideias "não posso" por "não o farei". Não deixe a sua ansiedade eclipsar a sua própria capacidade.

6. Substituir "Eu tenho" por "Eu posso".

Tantas vezes tomamos a nossa vida como certa, não tendo em conta que o que temos hoje é o que em tempos apenas imaginámos. Uma excelente maneira de se lembrar disto é substituir o termo "devo" por "posso". Em vez disso: "Tenho de terminar este projeto", acreditam: "Eu posso terminar este projeto".

7. Tenha em mente que se está a destacar a si próprio.

Ninguém está a pensar em si com tanta frequência, escrutínio e concentração como você. Ninguém. Como podemos saber isso? Porque todos eles estão demasiado ocupados a darem nas vistas. Ninguém está a concentrar-se na sua vida como você é, nem estão a julgar, a fazer juízos de valor ou a fazer suposições sobre si da forma como você faz na sua cabeça.

8. Pare de confundir a honestidade com a verdade.

Pode sentir honestamente algo, mas isso não significa que seja a verdade. Honestidade é transparência, significa expressar exatamente o que se está a experimentar e a perceber. A verdade é diferente, é objetiva. Compreender a diferença é uma obrigação.

9. Procure ajuda

Livrar-se deste tipo de comportamento nunca é fácil e não pode ser feito de um dia para o outro. Pensar em coisas boas sempre que se sente mal ajudará. Além disso, também será muito melhor se tiver uma pessoa de apoio que o possa ajudar durante todo o processo de se livrar deste tipo de comportamento.

Comece a procurar uma pessoa segura, solidária e amável - um amigo, um mentor, um profissional de saúde mental ou uma pessoa do clero - para o ajudar a determinar as crenças erradas que está a trazer sem sequer se aperceber disso.

Da próxima vez que se sentir atolado pelos seus pensamentos indesejados ou comportamento autodestrutivo, siga estas estratégias fáceis para navegar fora da rotina de cada vez. E lembre-se: não precisa de ser as suas ideias, hábitos ou atitudes. Não és o teu comportamento. Tens sempre a capacidade de mudar a tua mentalidade para te navegares fora da rotina.

A atenção pode fornecer-lhe as ferramentas necessárias para reprogramar o seu condicionamento, requer algum trabalho, mas os benefícios são inestimáveis.

Por último, pode envolver-se em atividades físicas e divertidas. Isto ajudá-lo-á a perceber que há mais na vida do que estar sozinho, triste, frustrado e outros sentimentos negativos.

Capítulo 7

Meditação para construir autoconfiança

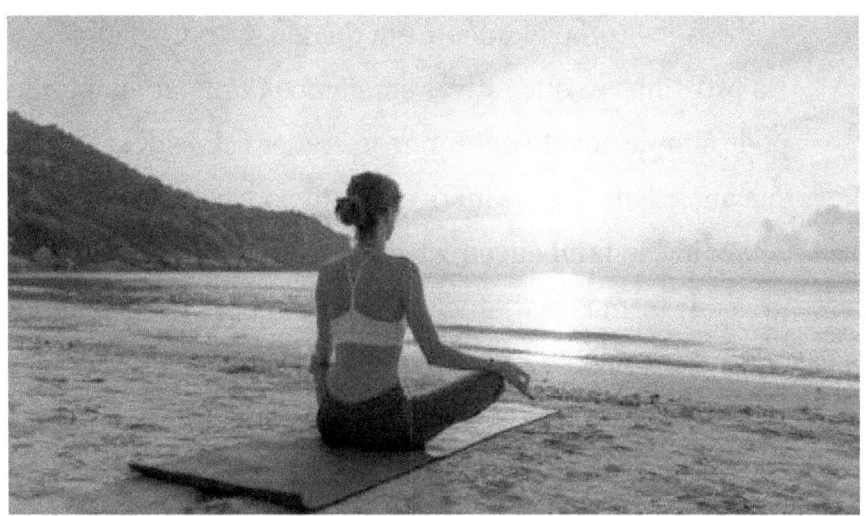

Outro instrumento incrível para aumentar a sua confiança é a meditação.

Muitas pessoas estão relutantes em dar uma oportunidade à meditação, pensando nela como sendo de alguma forma mística ou associando-a apenas à religião e filosofia orientais. Isto não é de todo o que a meditação é na realidade.

Em vez disso, a meditação é simplesmente o ato de concentração - de escolher conscientemente como quer dirigir a sua atenção e decidir no que se concentra.

Já vimos como as ruminações e preocupações podem acabar por nos deixar ansiosos e prejudicar a nossa confiança. A meditação dá-nos a capacidade de decidir sobre o que queremos pensar - o que pode incluir não pensar em absolutamente nada. Muitas vezes, a meditação equivale simplesmente a acalmar a mente e a limpá-la. Uma vez que se torne bom, pode assim desligar-se dos seus pensamentos ou removê-los completamente em qualquer ponto dado.

Da próxima vez que estiver em pânico por falar em público, pode simplesmente optar por se erguer acima dela e largar a sua ansiedade - que é incrivelmente poderosa.

A meditação também envolve a respiração praticada, que é uma das formas mais eficazes de superar o stress. Isto porque a nossa respiração está intimamente ligada à nossa resposta ao stress e aos nossos sistemas nervosos simpáticos e parassimpáticos. Quando estamos stressados, respiramos mais rapidamente para conseguir mais sangue para os nossos músculos e cérebro. Quando abrandamos esta respiração, ela tem o efeito oposto e ajuda a levar-nos de volta ao estado mais calmo conhecido como "descanso e digestão".

Com o tempo, estudos mostram que a prática da meditação pode ajudar-nos a ser mais calmos, mais felizes e mais lógicos. Podemos elevar-nos acima das coisas que não importam e concentrar-nos apenas naquelas que o fazem. Não só isso, mas na realidade aumenta o domínio de ondas cerebrais mais lentas e calmas. E aumenta a espessura cortical e o número de ligações neuronais no cérebro. Em suma, a meditação é incrivelmente boa também para o seu poder cerebral e desempenho.

Assim, ao contrário das crenças populares, os benefícios da meditação são evidentes em quantidades variáveis imediatamente. Meditar de vez em quando é ótimo e verá uma mudança com cada sessão que faz. No entanto, uma prática diária regular de meditação é a chave para experimentar toda a força dos benefícios exponencialmente crescentes.

Como Começar com a Meditação

As quatro técnicas de meditação seguintes ajudá-lo-ão a limpar a mente e a concentrar-se na visualização da confiança. Elas ajudá-lo-ão a implantar novos sistemas de crenças no seu subconsciente e ajudá-lo-ão a pensar e agir com confiança.

1. Meditação atenta

A meditação da consciência é a prática de limpar a mente e concentrar-se apenas no aqui e agora, sem tentar mudar nada e sem julgamento. O envolvimento nesta prática diária permitir-lhe-á controlar o seu stress e ansiedade.

Quanto mais se trabalhar nisso, mais forte se tornará o seu poder de atenção e de resistência. Quando se inicia uma rotina de meditação da mente, é melhor começar com quantidades de tempo mais curtas e aumentar a sua duração lentamente. Também quer praticar a sua meditação todos os dias à mesma hora. Quanto mais praticar numa base regular e consistente, melhores serão os resultados.

Aqui estão os passos para iniciar a sua prática diária de meditação da mente.

Passo 1: Encontrar um lugar confortável para se sentar ou para se deitar direito. Sentar-se é frequentemente melhor porque é menos provável que adormeça.

Passo 2: Definir um temporizador. Quando começar a sua prática, é melhor manter a sua sessão cerca de dez minutos. No entanto, pode certamente aumentar este tempo se sentir que é capaz de manter uma sessão mais prolongada.

Passo 3: Comece a respirar calmamente. Prestar atenção ao modo como a respiração se sente no nariz, nos pulmões, e recuar no nariz. Preste atenção à forma como o seu estômago ou peito sobe e desce a cada respiração. É essencial que não mudes a tua respiração ou que não faças julgamentos. Respire normalmente e concentre-se apenas na sua respiração e no seu corpo.

Passo 4: A seguir, quer fazer um scan corporal. Comece pelo topo da sua cabeça. Repare como se sente. A seguir, desça até à sua cara. Como é que é a parte de trás das pálpebras? Como se sentem os seus lábios, nariz e queixo continue este processo à medida que se desloca para baixo de todo o seu corpo. Preste atenção à sensação e à temperatura. Repare se existe qualquer aperto ou tensão no seu corpo, mas não tente mudar ou fixar qualquer uma das sensações. Este processo tem a ver apenas com o facto de notar as sensações e seguir em frente.

Passo 5: Depois de ter concluído o exame corporal, preste atenção aos ruídos à sua volta. Primeiro, repare nos ruídos do seu corpo. É capaz de ouvir a sua respiração? Concentre-se apenas nesse som. Em seguida, concentre-se nos sons que se encontram na sala. Quais são os ruídos que estão no espaço? Depois, passe para os ruídos que estão fora do espaço. Que ruídos consegues ouvir? Finalmente, concentre-se nos ruídos que estão fora do seu espaço de vida. Consegue ouvir alguma coisa?

Passo 6: Finalmente, prestar atenção à sensação de estar no momento. Deixe os pensamentos que flutuam na sua mente flutuarem de novo para fora. Não se julgue a si próprio por ter caído de um estado de consciência e não julgue os pensamentos que entram na sua mente. Não ligue nenhuma emoção a nada. Concentre-se simplesmente em cada sensação que sente.

Passo 7: Se achar que uma das técnicas funciona melhor para si, realize o resto da sua sessão utilizando essa técnica, se não, basta "ser" até que o seu temporizador toque.

2. Meditação da Respiração

Esta técnica ajuda tanto a concentrar como a acalmar a mente, ao mesmo tempo que relaxa fisicamente o corpo. Tal como acontece com a meditação atenta, vai querer definir um temporizador para que possa concentrar-se exclusivamente na sua respiração sem ter de se preocupar com o tempo.

Sempre que se sentir sobrecarregado, esta técnica pode ser extremamente benéfica. É fácil de praticar porque se pode fazê-lo em qualquer lugar.

Para se preparar para esta prática de meditação, pode deitar-se ou sentar-se numa cadeira com os olhos abertos ou fechados. Para um relaxamento mais profundo, recomenda-se que se sente ou se deite num espaço sossegado com os olhos fechados.

Inspire profundamente no seu estômago, e expire completamente até esvaziar todo o ar dos seus pulmões, certificando-se de que cada respiração é rítmica e consistente. Durante esta técnica, inspire profundamente até que a sua barriga se levante e expire completamente à medida que o seu estômago desmaia e se puxa para dentro. A duração de cada respiração não é tão importante como a consistência durante toda a sua sessão.

3. Visualização

Este tipo de prática de meditação permitir-lhe-á vislumbrar-se a si próprio a agir com confiança em todas as situações. Pode utilizar a visualização antes de qualquer acontecimento significativo que lhe cause ansiedade ou utilizá-la diariamente para o ajudar a construir a sua confiança ao longo do tempo. Siga os passos abaixo para começar a praticar a visualização.

Passo 1: Comece a sua sessão com algumas rondas de respiração calma e controlada. Concentre-se apenas na sua respiração até que tanto o seu corpo como a sua mente fiquem relaxados.

Passo 2: Quando estiver num estado relaxado, diga o seguinte mantra: "Estou confiante" e sinta a confiança tomar conta de todo o seu ser.

Etapa 3: Na sua mente, imagine a formação de uma bolha clara e protetora à sua volta. Este é um escudo onde nada de negativo pode entrar. Imagine que está a salvo, seguro, e irradiando autoestima na bolha.

Passo 4: Imagine o seu dia pela frente. Imagine que se está a aproximar com confiança de cada situação, protegido por esta bolha de autoestima. Caminha de cabeça erguida, interage com os outros com confiança, fala assertivamente, e nunca duvide de si próprio.

Passo 5: Como imagina cada situação, continue a deixar-se encher de confiança. Visualiza-se que se sabe sempre exatamente o que dizer. Outros vêem-no como uma pessoa bem-sucedida e confiante. Está a transbordar de felicidade, positividade e segurança.

Passo 6: Continue este processo até ter passado por todos os eventos futuros. Termine a sessão de meditação afirmando: "Vou viver este dia irradiando autoestima e em paz comigo mesmo em todas as situações".

Assim, o segredo para visualizar corretamente é sempre visualizar o que se quer como se já o tivesse conseguido. Em vez de esperar que o consiga ou de construir a confiança de que um dia ele irá ocorrer, viver e senti-lo como se estivesse a acontecer-lhe hoje. A um nível, compreende que isto é simplesmente um truque psicológico, mas a mente subconsciente não consegue distinguir entre o que é real e o que é imaginado. O seu subconsciente acuará sobre as imagens que criar dentro de si, quer representem ou não a sua realidade atual.

4. Ancoragem

Ancoragem é uma técnica de Programação Neurolinguística que é utilizada para induzir um estado de espírito ou emoção. É um condicionamento que se forma quando uma pessoa evoca um sentimento e o associa a um gesto ou toque de algum tipo.

Para praticar esta técnica, é necessário entrar num estado meditativo.

Usar o cuidado, a respiração, ou qualquer combinação para começar. Depois, quer pensar numa emoção que quer condicionar; pode ser sucesso, confiança, relaxamento ou felicidade. Agora, imagine um momento da sua vida em que experimentou a emoção desejada.

Se aspira a sentir-se confiante, pense num momento do seu passado em que experimentou confiança. Talvez tenha sido quando recebeu a nota máxima de uma turma, ou quando a sua equipa de futebol do liceu ganhou o campeonato estatal. Imagine esse momento na sua mente e experimente as emoções como se elas estivessem a acontecer atualmente. Enquanto sente a emoção, segure o seu dedo indicador e o seu polegar junto. Relaxe durante alguns segundos, depois rei magine a experiência com um elevado estado de sentimento e volte a juntar o polegar e o dedo indicador.

Repetir este processo três a cinco vezes. Ao repetir este exercício diariamente, ao juntar o polegar e o dedo indicador, acabará por experimentar a mesma emoção, independentemente da circunstância.

Pode usar esta técnica para recondicionar o seu pensamento. Por exemplo, se ancorar um sentimento de confiança, sempre que experimentar sentimentos de esmagamento ou dúvida, pode usar esta âncora para estimular um estado positivo e confiante.

A ancoragem também pode ser usada com outras técnicas de visualização. Por exemplo, uma vez estabelecida a sua âncora, pode visualizar estar confiante nas suas perseguições acuais ou futuras.

Engaje a âncora simplesmente colocando o seu dedo indicador e polegar juntos e experimente a resposta emocional da confiança, tornando a sua visualização mais real.

Capítulo 8

Como utilizar as afirmações de forma eficaz para uma confiança sólida

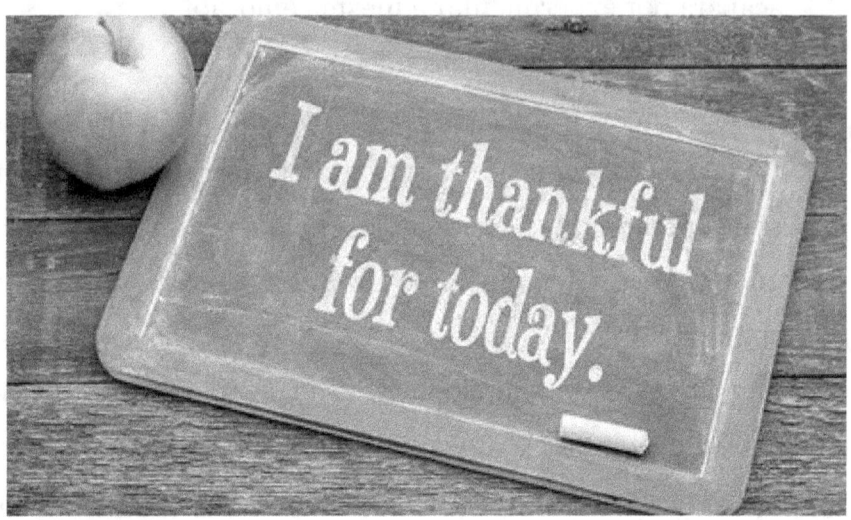

As afirmações são declarações de Auto conferência & melhor apresentadas ao subconsciente. Estas novas imagens são vistas como "credíveis" pelo subconsciente & são colocadas na área do subconsciente tendo a ver com o poder de aumentar a capacidade de puxar para cima determinadas memórias poderosas com menos trabalho.

Através destas imagens especiais, uma pessoa pode desenvolver as ferramentas interiores para a mentalidade correta para ganhar confiança, permitindo que as memórias e imagens sejam transportadas para o aqui e agora onde são utilizadas para melhorar a mentalidade, o que é crucial para a confiança concreta.

As afirmações podem ajudá-lo a mudar comportamentos adversos ou a alcançar a mentalidade correta, e podem igualmente ajudar a desfazer os danos causados pelos guiões negativos, aquelas coisas que repetidamente dizemos a nós próprios que contribuem para uma auto perceção negativa e afetam o nosso sucesso.

Agora que compreende a importância das afirmações, vamos ver como utilizá-las para obter o melhor resultado com o menor esforço.

Como utilizar as afirmações

Uma forma poderosa de saltar para a utilização de afirmações de confiança concreta é escrevê-las num cartão de índice, e lê-lo ao longo do dia. Quanto mais as praticar, mais profundas serão as novas crenças. Os melhores momentos para rever as suas afirmações são logo pela manhã, durante o dia, e antes de se reformar para a noite.

Mas vejamos com mais detalhe como maximizar a sua eficácia aplicando estas dicas práticas:

- Use afirmações enquanto medita. Depois de relaxar num estado de espírito profundo, tranquilo e meditativo, imagine que já se tornou confiante e sabe como gerir qualquer situação. Imagine-se no cenário ou ambiente físico que gostaria, na casa de que gosta e que lhe é reconfortante, atraindo muitas pessoas para a sua vida e recebendo apreciação e recompensa financeira apropriada pelos seus esforços. Adicione quaisquer outros detalhes que lhe sejam essenciais, como a promoção que deseja, as pessoas que deseja conhecer mensalmente, e assim por diante. Tente sentir em si mesmo que isto é possível; experimente-o como se já estivesse a acontecer. Em resumo, imagine-o exatamente como gostaria que fosse como se já estivesse a acontecer!

- Tente ficar em frente a um espelho e use afirmações enquanto olha nos seus próprios olhos. Se puder, repita-as em voz alta com paixão. Esta é uma forma poderosa de mudar as suas crenças limitantes muito rapidamente.

- Se achar difícil acreditar que uma afirmação irá acontecer, acrescente "Eu escolho" à afirmação. "Eu escolho ser mais confiante", por exemplo, ou, "Eu escolho obter uma promoção".

- Faça uma gravação com a sua própria voz e reproduza-a enquanto adormece. Alguns indivíduos juram por esta técnica.

- Anexe emoções positivas às suas afirmações. Considere como a realização do seu objetivo o fará sentir, ou considere como é bom saber que está a ser bem-sucedido em tornar-se mais confiante. A emoção é um combustível que torna as afirmações mais potentes.

- Se não quiser que as pessoas saibam das suas afirmações de confiança, basta colocar os seus lembretes em locais discretos. Lembre-se, no entanto, que é essencial que os veja com frequência, ou eles não lhe farão bem nenhum.

- Se se vir a limitar-se a papaguear as palavras das suas afirmações, em vez de se concentrar no seu significado, altere as afirmações. Ainda é capaz de afirmar os mesmos objetivos ou características, naturalmente, mas reformular as suas afirmações pode regenerar a sua eficácia.

Bem, agora que conhece as melhores formas e momentos para utilizar as afirmações, o próximo passo será criar as suas próprias afirmações. Eis como o fazer.

Cria as tuas próprias afirmações

- Considere os seus atributos positivos. Faça um balanço de si próprio fazendo uma lista das suas melhores qualidades, capacidades, ou propriedades adicionais. És adepto de conhecer novas pessoas? Escreva-o. És um bom orador? Faça menção a isso. Escreva cada qualidade numa breve frase, começando com "eu" e utilizando o tempo presente: "Sou adepto de conhecer novas pessoas", por exemplo, ou "sou um bom orador". Estas afirmações são afirmações de quem se é.

Raramente giramos em torno daquelas coisas de que gostamos sinceramente em relação a nós próprios, optando antes por nos debruçarmos sobre coisas de que não gostamos. Uma lista ajudá-lo-á a quebrar esse ciclo, e usar estas afirmações para o ajudar a apreciar quem é dar-lhe-á a confiança necessária para aceitar as suas afirmações.

- Considere que guiões negativos gostaria de neutralizar ou que objetivos de confiança positivos gostaria de alcançar. As afirmações podem ser altamente úteis para contrariar as perceções negativas que adquiriu sobre as suas capacidades de ser confiante ou fazer um sucesso de um novo empreendimento. As afirmações podem também ajudá-lo a atingir objetivos específicos, como conhecer novas pessoas ou alcançar um negócio de sucesso. Faça uma lista dos seus objetivos ou das perceções adversas de si próprio que gostaria de alterar.
- Dar prioridade à sua lista de assuntos a trabalhar. Poderá descobrir que tem muitos objetivos ou que necessita de muitas afirmações diferentes. É melhor, porém, girar em torno de apenas algumas afirmações ao mesmo tempo, por isso escolha as que são mais cruciais ou mais urgentes e trabalhe primeiro com as que são mais urgentes. Quando vir melhorias nessas áreas ou

alcançar esses objetivos, pode formular novas afirmações para outros pontos da sua lista.

- Use apenas afirmações positivas como contra escritos, ou adicione outras afirmações para moldar o seu comportamento com e sobre a sua confiança no futuro. As afirmações que usará para moldar futuras mudanças devem seguir a mesma forma. Deverão começar com "eu", e ser breves, claras e positivas. Há 2 formas de afirmações orientadas para o futuro que pode utilizar para trabalhar para atingir objetivos.

    o Declarações "Eu posso": escreva uma declaração afirmando o facto de que pode atingir o(s) seu(s) objetivo(s). Por exemplo, se quiser namorar uma nova pessoa, uma declaração como "posso namorar uma nova pessoa", é um bom começo. Vários especialistas recomendam que se evite qualquer forma de conotação negativa.

    o Declarações "Eu irei": escreva uma declaração afirmando que hoje irá realmente utilizar a sua capacidade para atingir o seu objetivo. Assim, seguindo o exemplo acima, poderá dizer: "Namorarei com uma nova pessoa". Mais uma vez, a afirmação deve utilizar uma linguagem positiva e deve expressar claramente o que fará

- hoje para alcançar o objetivo a longo prazo de ser mais confiante.
- Combine alguns dos seus atributos positivos com os seus objetivos. Quais das personagens positivas o ajudarão a alcançar os objetivos que estabeleceu? Se se dirigir a novas pessoas, por exemplo, pode precisar de bravura ou coragem. Selecione afirmações para apoiar o que vai precisar.
- Torne as suas repetições visíveis para que as possa utilizar. A repetição é a chave para que as afirmações sejam eficazes. Quer considerar as suas afirmações várias vezes ao dia, diariamente.

- Proceda utilizando as suas afirmações. Quanto mais afirmarem algo, mais firmemente a vossa mente o aceitará. Se está a tentar alcançar um objetivo a curto prazo, use as suas afirmações até o ter alcançado. Se apenas quer usar as afirmações como contra escrito, pratique cada uma delas o tempo que quiser.

Exemplos de Afirmações

Para facilitar o seu trabalho, aqui está uma lista de exemplos de afirmações positivas que funcionam e que pode utilizar para começar:

1. *Acredito nas minhas capacidades e aptidões;*

2. Os meus erros são vistos como oportunidades de crescimento e aprendizagem;
3. Estou constantemente à procura de crescimento para me melhorar;
4. Eu tenho poder sobre as minhas emoções, elas não me controlam;
5. Sou um líder destemido;
6. Atraio relações amorosas porque estou a ser eu próprio e as pessoas adoram isso em mim
7. Sou uma potência de produtividade
8. Acredito tão profundamente em mim
9. Alcanço tudo aquilo com que a minha alma está alinhada
10. Combate os pensamentos negativos com pensamentos fortalecedores
11. A confiança é natural para mim
12. Eu aprendo e cresço diariamente
13. Eu próprio tenho o poder de mudar
14. Tenho uma sólida crença em mim mesmo e na minha capacidade de sucesso
15. A minha mente está aberta a todas as possibilidades que me rodeiam
16. Enfrento os meus medos, permitindo-me tornar-se mais poderoso e criar ainda mais autoconfiança;
17. O meu poder é ilimitado;

18. *Aceito que não posso mudar o passado. Concentro-me no meu futuro e avanço na minha vida. O meu passado não define quem eu sou hoje.*
19. *Confio na minha própria sabedoria e intuição. Sou a única pessoa que sabe o que é melhor para mim.*
20. *A minha voz é importante e estou confiante para falar alto quando quiser. As pessoas escutam-me porque as minhas palavras são valiosas.*

Cada uma destas afirmações ajudá-lo-á a recuperar a sua autoconfiança em qualquer situação ou em qualquer campo. Acreditar em si próprio é uma viagem diária. E neste caminho, as palavras únicas, assim como as frases, têm a sua importância a não ser subestimada.

Capítulo 9
Como Estabelecer e Atingir Todos os Seus Objetivos

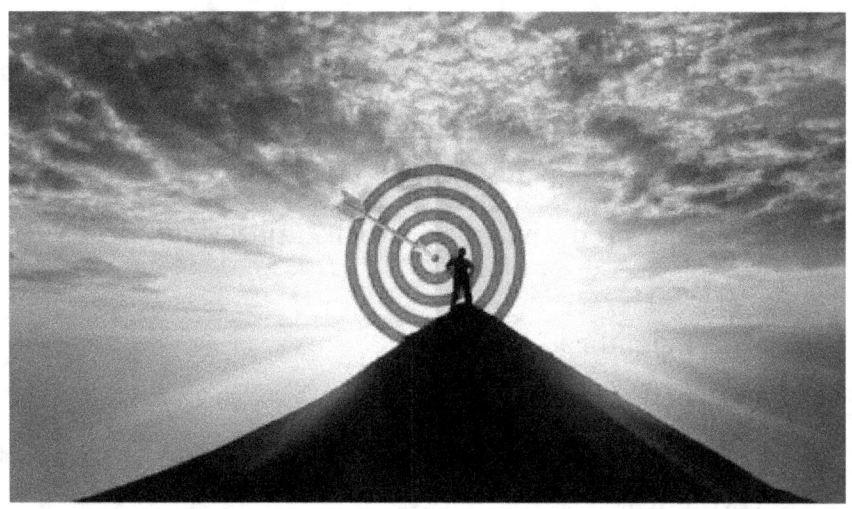

Ninguém nasce sabendo exatamente como estabelecer objetivos ou como alcançar as coisas que deseja na vida. Tal como com outras coisas, a fixação de objetivos é uma arte que precisa de ser aprendida e aperfeiçoada.

Alcançar objetivos é uma parte crucial do reforço da autoconfiança: ajuda a moldar e atualiza exatamente como se define, ao mesmo tempo que o ajuda a aumentar o seu sentido de realização.

Além disso, a definição dos seus objetivos dar-lhe-á uma visão a longo prazo e uma motivação a curto prazo.

Mais especificamente, o estabelecimento de objetivos é um método muito importante para a fixação de objetivos:

- Decidir o que quer alcançar na sua vida.
- Separar o que é importante do que é irrelevante
- Motivar-se a si próprio.
- Construir a sua autoconfiança, com base na realização bem-sucedida de objetivos.

Uma forma útil de tornar os objetivos mais poderosos e melhorar a produtividade pessoal é utilizar o **método EMART**.

EMART significa:

E - Específico

M - Mensurável

A - Atingível

R - Relevante

T - Temporizado (ou rastejável).

O método E.M.A.R.T. foi desenvolvido por Peter Drucker em 1954. É um sistema para a identificação, definição e prossecução de objetivos específicos e quantificáveis. Vamos ver como funciona e analisamos cada ponto em detalhe.

Como utilizar a abordagem EMART para a realização de objetivos

1. Específico

O seu objetivo deve ser claro e específico, caso contrário, não conseguirá concentrar os seus esforços ou sentir-se

verdadeiramente motivado para o alcançar. Ao redigir o seu objetivo, tente responder às seguintes perguntas:
- O que é que eu quero realizar?
- Porque é que este objetivo é importante?
- Quem está envolvido?
- Onde se encontra?
- Que recursos ou limites estão envolvidos?

Quanto mais específico puder ser na descrição do que pretende alcançar, maiores serão as hipóteses de o conseguir.

2. Mensurável

É importante ter objetivos mensuráveis para que possa acompanhar o seu progresso e manter-se motivado. Avaliar o progresso ajuda-o a manter-se concentrado, a cumprir os seus prazos e a sentir o entusiasmo de se aproximar da realização do seu objetivo.

Um objetivo mensurável deve abordar questões como, por exemplo
- Quanto é que custa?
- Quantos?
- Como saberei quando é realizado?

3. Conseguível

O seu objetivo também precisa de ser realista e exequível para ser bem-sucedido. Por outras palavras, deve esticar as suas capacidades, mas mesmo assim continuar a ser possível. Ao estabelecer um objetivo alcançável, poderá ser capaz de identificar oportunidades ou recursos anteriormente ignorados que o possam aproximar mais dele.

Um objetivo realizável responderá normalmente a perguntas como, por exemplo:

- Como é que posso atingir este objetivo?
- Até que ponto é realista o objetivo, com base noutras limitações, tais como fatores financeiros?

Isto não significa que tenha de escolher objetivos demasiado pequenos, fáceis de atingir ou insignificantes: a melhor solução está no meio.

É necessário estabelecer objetivos suficientemente grandes para o entusiasmar e motivar a melhorar, mas suficientemente pequenos para serem possíveis e exequíveis.

4. Relevante

Este passo consiste em assegurar que o seu objetivo é importante para si e que também se alinha com outros objetivos relevantes. Todos precisamos de apoio e assistência para alcançar os nossos objetivos, mas é importante manter o controlo sobre eles. Portanto, certifique-se de que os seus planos impulsionam todos, mas que continua a ser responsável por alcançar o seu próprio objetivo.

Um objetivo relevante pode responder "sim" a estas perguntas:

- Isto parece valer a pena?
- Será este o momento certo?

- Será que isto corresponde aos nossos outros esforços/necessidades?
- Serei eu a pessoa certa para atingir este objetivo?
- É aplicável no atual ambiente socioeconómico?

5. Prazo:

Cada objetivo precisa de uma data alvo para que tenha um prazo para se concentrar e algo em que trabalhar. Esta parte dos critérios dos objetivos EMART ajuda a evitar que as tarefas quotidianas tenham prioridade sobre os seus objetivos a longo prazo.

Um objetivo calendarizado irá normalmente responder a estas questões:

- Quando?
- O que é que posso fazer daqui a seis meses?
- O que é que posso fazer daqui a seis semanas?
- O que é que posso fazer hoje?

Ao longo do caminho, haverá obstáculos a ultrapassar e acontecimentos imprevistos que poderão fazer perder o seu tempo, tenha isto em mente quando associar uma data a um objetivo.

Finalmente, lembre-se do mais importante: celebre quando tiver atingido um objetivo no prazo que estabeleceu.

Exemplos de alvos inteligentes

Agora que sabe o que é um objetivo inteligente, veremos juntos alguns exemplos de planeamento bem-sucedido usando objetivos EMART.

OBJETIVOS NÃO INTELIGENTES	OBJETIVOS EMART
Estar em boa forma física	*Perder 10 kg até 1 de Julho*
Ter um aumento salarial	*Ter um aumento de 200 euros até 1 de Outubro*
Aprender bem inglês	*Aprovação no exame TOEFL a 16 de Setembro*
Torne-se um escritor	*Publicar um livro antes do final do ano*

Como pode ver, os objetivos à esquerda são muito vagos, genéricos, sem expiração e absolutamente não mensuráveis. Os objetivos da direita, em vez disso, são muito mais precisos, motivadores e realizáveis. Em suma... eles empurram-no para a ação! E esta é precisamente a função principal de um objetivo.

Outras dicas básicas

Para além da abordagem EMART, se quiser alcançar os seus objetivos, terá também de seguir estas 3 sugestões significativas:

1. Escreva-os

Escrever os seus objetivos assegura que pensa em cada pequeno detalhe e como cada tarefa será realizada para eventualmente atingir o objetivo. Assegura também que pode recordar os seus objetivos porque a investigação tem mostrado uma forte correlação entre a escrita e a retenção da memória.

2. Acompanhe os seus objetivos regularmente

É importante que acompanhe os seus objetivos regularmente numa base semanal ou mensal. Olhe de onde vem e observe as pequenas vitórias de que precisava na viagem. Não tome estes pequenos sucessos como garantidos e de forma alguma os deixe passar despercebidos.

Cada vez que atingir algum destes objetivos, o seu cérebro estará condicionado a concentrar-se no que mais importa e a começar a alcançar mais!

3. Visualizar

A outra dica importante é que se imagine ter atingido os objetivos. Estudos têm demonstrado que as partes motoras do cérebro serão ativadas quando se executam as tarefas fisicamente. Um estudo teve dois grupos; um que praticava o piano fisicamente e outro que tocava piano mentalmente. O mais interessante foi que os que praticavam através da visualização eram tão eficazes como os que praticavam fisicamente. O que significa que não é preciso praticar fisicamente algo para se obter bom em alguma coisa. Este estudo explica o poder da visualização e você também deve usar a visualização para melhorar em qualquer habilidade ou atingir qualquer objetivo.

Pare de procrastinar nos seus objetivos

Muitas vezes, temos resistência contra a ação e mudamos quando mais precisamos desses dois. É necessário um pouco de disciplina, mas os benefícios de desistir para adiar as coisas são enormes.

O adiamento das coisas torna-as mais duras e assustadoras. Não há nada pior e mais difícil do que a persistência de trabalhos inacabados. É como um peso extra no ombro que não lhe permite desfrutar do que está a fazer. Provoca apenas stress.

A maior parte das vezes, chegará a perceber que as coisas que procrastinou podem realmente ser realizadas muito rapidamente com a vantagem de, subsequentemente, se estar a sentir muito mais leve e de se esquecer disso.

A procrastinação é evitar algo que deve ser feito. É adiar as coisas esperando que elas melhorem sem realmente fazer nada a respeito delas. A questão é que na maioria das vezes as coisas não melhoram por si mesmas; pioram.

Muitas vezes, a razão por detrás da procrastinação é o medo. Uma outra fonte é o sentimento de estar sobrecarregado.

Está a procrastinar quando está...

- ...não fazer nada, em vez do que é suposto fazer.
- ...fazer algo menos importante do que aquilo que se deve fazer.
- ...fazendo algo mais significativo do que o que estamos destinados a fazer.

A chave para começar é simplesmente isso. Comece. Normalmente, ao começar, constrói-se um impulso suficiente para continuar. Concentre-se simplesmente em dar o primeiro passo. E depois outro. E outro. Estes pequenos passos irão somar-se aos resultados bastante rapidamente.
A única diferença entre as pessoas que atingem os seus objetivos e as que não os atingem, entre pessoas bem-sucedidas e não bem-sucedidas é 1 coisa: Tomar medidas. Daqui a um ano, agradecer-lhe-ão por ter começado agora.
A única diferença entre aquilo que se quer ser e aquilo que se é agora é o que se faz a partir de agora. As suas atividades levá-lo-ão até lá. Não será fácil. Haverá dor, exigirá força de vontade, dedicação, paciência e deverá tomar algumas decisões difíceis. Talvez até precises de deixar algumas pessoas ir. Muitas vezes vai ser muito mais fácil desistir.
Será tentado a desistir várias vezes, mas lembre-se de uma coisa: quando atingir o seu objetivo, valerá todo o sacrifício.
"Vale a pena ser bombardeado e perder o meu sono por causa de um trabalho que poderia ter completado em poucas horas?" A melhor altura para começar qualquer esforço é sempre AGORA!
Ao reunir todas estas sugestões, poderá planear e cumprir os seus objetivos, aumentando assim também a sua confiança.

Capítulo 10
Como enfrentar e superar um fracasso

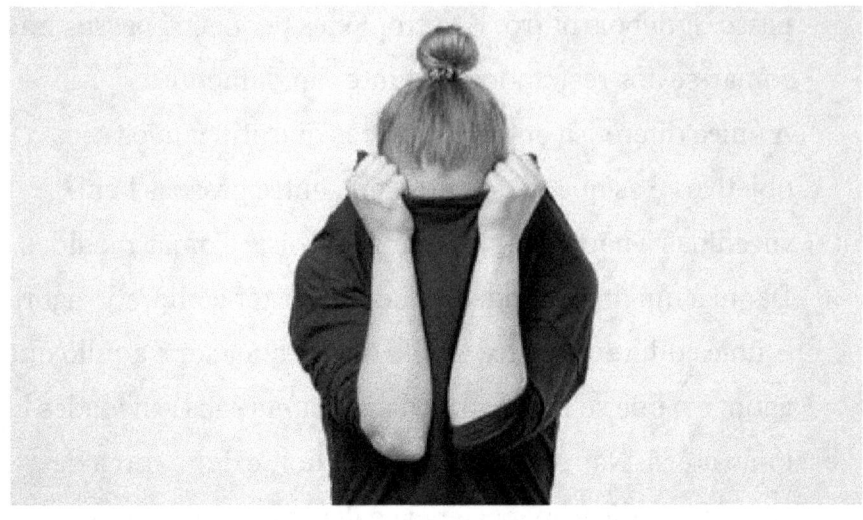

As coisas muitas vezes não correm bem. Comete um erro, tem um contratempo ou simplesmente falha. Não é divertido. Mas também não se pode evitá-lo, a menos que se evite fazer nada. Portanto, é necessário aprender a lidar com estas situações, evitando ser arrastado para a negatividade.

"Não importa se você cair, ou PORQUÊ, mas COMO VOCÊ REJEITA às quedas"

O fracasso é uma condição essencial para qualquer grande sucesso. Se quiser ter sucesso rapidamente, comece já a recolher os fracassos.

Alguma vez viu uma criança aprender a andar a pé ou de bicicleta?

Tropeçar e cair inúmeras vezes antes de atingir o seu cobiçado objetivo.

As crianças mostram-nos que os erros são oportunidades de aprendizagem. E que o fracasso é necessário se quisermos alcançar o sucesso.

Aqui estão 9 lembretes simples para não ser esquecido após um erro ou falha.

1. Aceitar o fracasso

Ainda que o fracasso seja verdadeiramente desagradável, é preciso compreender que é uma oportunidade de aprender. Quando se tenta criar algo, é preciso aceitar o facto de que as coisas nunca serão perfeitas, e é por isso que os insucessos são obrigados a acontecer de tempos a tempos.

De cada fracasso, pergunte-se o que pode aprender com ele, e o que fará de diferente da próxima vez. Isto irá assegurar que poderá implementar estratégias adequadas no seu próximo projeto para assegurar que estas coisas não voltem a acontecer. Uma das maiores lições que pode aprender é como falhar graciosamente. Desta forma, poderá aprender as lições necessárias para aumentar a sua capacidade de inovar.

2. Não há sucesso sem fracasso.

Uma pessoa que não comete erros será capaz de atingir poucos objetivos na sua vida. Não é um paradoxo: apenas aqueles que têm a coragem de correr riscos e cometer erros podem ir longe. Aqueles que têm medo de cometer erros serão cuidadosos e provavelmente nunca falharão, mas não irão longe.

É preferível ter uma vida cheia de pequenos fracassos dos quais tirar lições importantes, em vez de uma vida cheia de arrependimentos por nem sequer tentar.

3. Aceite as suas emoções.

Não é um escravo das suas emoções - mesmo que por vezes lhe pareça que é. És o único responsável pelas tuas próprias emoções. Não são os outros que causam as suas emoções; é a sua resposta ao que os outros fazem ou dizem.

As suas emoções vêm das suas ideias, e já aprendeu que poderia treinar para controlar os seus próprios pensamentos. Uma emoção é um poder em movimento, uma resposta física a um pensamento.

Não precisa de ter medo das suas próprias emoções. Fazem parte de vós, mas não são vós. As emoções são apenas isso, e cada emoção tem a sua própria função.

Não há nada de terrível em estar triste, frustrado, zangado ou invejoso de vez em quando, mas assim que notar este tipo de emoção a rastejar dentro de si, analise de onde ela vem.

Torne-se um observador e veja onde as suas emoções o levam. Observe-as como as nuvens num céu azul. Aceita-as como se aceitasses dias de chuva. Quando verifica da janela, e chove, aceita que a chuva como parte do clima meteorológico, certo? - - Sabe que isso não significa que chova a toda a hora. Só porque aparecem num momento no tempo, não significa que vão lá estar para sempre.

Aprenda a lidar com as suas emoções que significa percebê-las, utilizá-las, compreendê-las e geri-las. É feito da seguinte forma:

1. Perceba e expresse as emoções e deixe-se sentir por elas.
2. Facilitação dos sentimentos. Pergunte-se como se pode sentir uma emoção diferente.
3. Compreender a emoção que está a surgir. Há sempre um motivo e uma crença inerente.
4. Modificação emocional. Compreende-se a razão pela qual a emoção foi sentida.

Gerir as suas emoções tem enormes vantagens: Recupera mais rapidamente e melhor dos problemas e inconvenientes. É capaz de se proteger contra essas ansiedades de construir para arruinar as suas relações. Regula os seus impulsos e as suas emoções contraditórias. Permanece equilibrado e calmo, mesmo em momentos cruciais.

Só porque hoje é doloroso, não significa que amanhã não será grande coisa. Só é preciso perseverar, não desistir. As melhores coisas costumam acontecer quando menos se espera. E, entretanto, tente sorrir, valerá a pena o esforço.

4. O pensamento positivo cria resultados positivos.
Se não gostar de alguma coisa, mude-a. Se não o pode mudar, mude a sua forma de pensar, olhe para a realidade de uma

perspetiva diferente. Há sempre um ângulo a partir do qual as coisas parecem mais rosadas, mais positivas. Não chorar sobre si mesmo é uma escolha completamente nas suas mãos.

Winston Churchill disse: "O sucesso passa de um fracasso para outro sem perder o entusiasmo". A mente tem de acreditar que pode fazer algo antes de o poder fazer realmente. O pensamento negativo cria resultados negativos, é verdade, mas o oposto também é verdade: o pensamento positivo cria resultados positivos.

5. O sucesso está sempre mais próximo do que parece.

Cometa os seus erros e falhas a sua motivação, não a sua desculpa. Os erros ensinam-lhe lições importantes. Sempre que comete um, está um passo mais próximo do seu objetivo. O único erro que pode realmente prejudicá-lo é a opção de não fazer nada porque tem demasiado medo de cometer erros. O fracasso não é uma queda para baixo, mas a excitante subida antes de uma subida excitante.

6. Não são os vossos erros.

Juntamente com a vida que não lhe foi dada, o folheto de instruções. Aceite o facto de que cometerá erros, tal como qualquer outra pessoa.

Não são os vossos erros, não se identifiquem com eles: em qualquer altura têm a oportunidade de atirar os vossos erros para trás das costas, moldar a vossa realidade e decidir o vosso amanhã.

Por mais complexo e doloroso que tenha sido o passado, o futuro é imaculado, puro, uma janela aberta aos seus sucessos: o que fazer com ele depende apenas de si.

7. As lições de vida mais importantes são aprendidas em momentos inesperados.

Não procuramos muitas das maiores lições que aprendemos na vida. Na realidade, aprendemos as lições mais importantes nos piores momentos e dos maiores erros.

Portanto, sim, é verdade, por vezes estaremos errados, mas não faz mal. Quanto mais depressa aceitar este facto, mais depressa alcançará os seus objetivos.

8. Os erros raramente são tão graves como parecem.

Falhas, erros, e contratempos raramente são tão relevantes como podem parecer à primeira vista. E mesmo quando o são, dão-nos a oportunidade de nos tornarmos mais fortes.

Nunca se deve deixar que uma única nuvem escura nos deixe ver todo o céu coberto. O sol brilha sempre algures na sua vida. Por vezes é suficiente esquecer como se sente, lembrar o que merece, e continuar com um sorriso.

9. Tem a capacidade de criar a sua própria felicidade.

Pode decidir permanecer ancorado nos erros do passado, ou pode decidir criar a sua própria felicidade para o presente e o futuro. Um sorriso é uma escolha, não um milagre. Não cometa o erro de esperar que alguém ou algo venha até si para o fazer feliz.

É o principal responsável pela sua própria felicidade. A paz interior começa quando opta por não permitir que eventos e situações externas controlem as suas emoções.

10. A vida continua.

Os erros são dolorosos quando ocorrem, mas anos mais tarde, esta coleção de erros, chamada experiência, será o que o terá levado ao sucesso. Tudo o que corre mal é, de qualquer forma, experiência. A sua mentalidade está no centro do seu sucesso. Acolhe sempre com um sorriso as coisas boas e más que lhe acontecem durante a sua vida.

Amem o que têm e estejam gratos pelo que tiveram. Perdoe-se a si próprio e aos outros, mas não se esqueça. Aprende com os teus erros, mas não tenhas pena de ti próprio. A vida é mudança, as coisas por vezes correm mal, mas a vida continua. E acompanhamo-la com um sorriso.

Capítulo 11

Construir a sua confiança social (Superar a ansiedade social e ser à prova de bala)

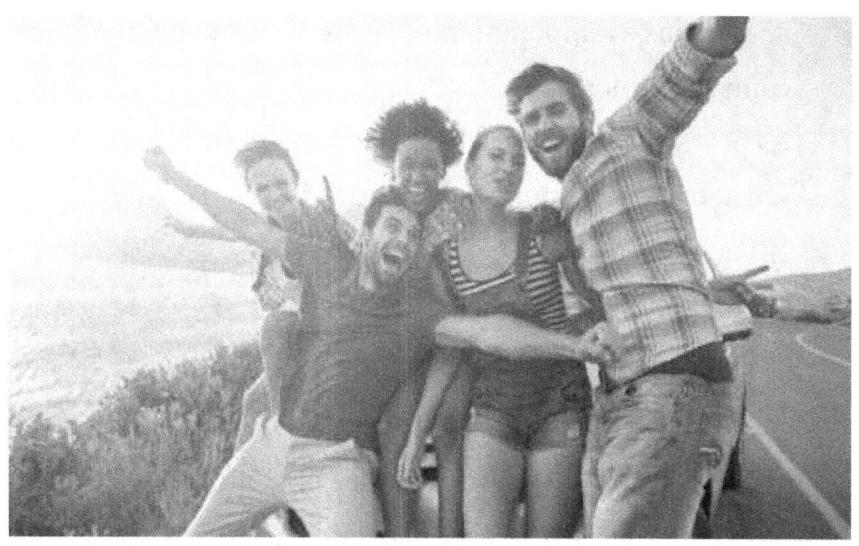

Todos queremos que as pessoas gostem de nós, mas para que isso aconteça, temos de melhorar a nossa confiança social. Saber como fazer novos amigos e como se sentir confiante em torno de estranhos é muito importante para a sua autoestima e bem-estar emocional. Mas há muitas coisas que o podem estar a atrasar. E entre as questões mais comuns a este respeito, está a ansiedade social.

O que é a ansiedade social?

A ansiedade social é o medo de ser julgado e avaliado negativamente por outros, resultando em sentimentos de inadequação, inferioridade, autoconsciência, constrangimento, humilhação e depressão.

A ansiedade social impede os indivíduos de expressarem as suas ideias e temperamento, por isso, normalmente são mal compreendidos.

As pessoas com distúrbios de ansiedade social experimentam um sofrimento emocional significativo nas seguintes situações:

- Ser apresentado a outras pessoas;
- Ser provocado ou criticado;
- Ser o centro das atenções;
- Ser vigiado enquanto se faz alguma coisa;
- Conhecer pessoas importantes;
- A maioria dos encontros sociais, especialmente com estranhos;
- Contornar a sala (ou mesa) em círculo e ter de dizer alguma coisa;
- Relações interpessoais, sejam amizades ou românticas;

Esta lista não é certamente uma lista completa de sintomas, outros sentimentos também têm sido associados à ansiedade social.

De onde vem a Ansiedade Social?

Os especialistas de hoje em dia fazem parte de algumas das ideias de décadas anteriores ao acreditarem que a maioria dos casos de Desordem de Ansiedade Social não resultam de um evento com efeitos duradouros, mas, em vez disso, a Ansiedade Social é o resultado de uma série de diferentes causas prováveis. Estas podem incluir tanto fatores ambientais como genéticos.

Aqui estão alguns dos fatores mais proeminentes que levam ao distúrbio da Ansiedade Social.

1. Raízes Genéticas

A desordem de ansiedade social tem funcionado, comprovadamente, em linhas familiares. Pesquisas recentes mostraram que isto não é apenas um comportamento aprendido, mas quase de certeza que também tem origens genéticas.

2. Sobre Desenvolvida Amígdala

A amígdala é a parte do cérebro responsável pela resposta ao medo. Quando está sobre desenvolvida, leva a uma tendência crescente para a desordem de Ansiedade Social.

3. Níveis desequilibrados de serotonina

A serotonina é uma substância química essencial do cérebro que regula os estados emocionais. Quando a desordem desequilibrada de Ansiedade Social pode tornar-se o resultado final. Isto pode provir de causas naturais ou ter-se tornado desequilibrado devido ao abuso de drogas ou álcool no passado.

4. Conflito familiar

Uma história de conflito familiar, especialmente numa idade precoce, é um dos fatores sociais mais comuns conhecidos por causar distúrbios de Ansiedade Social.

5. Bullying

O bullying é um dos fatores ambientais que tem recebido muita atenção ultimamente por ser conhecido por agravar a Ansiedade Social dos jovens, por vezes com resultados muito trágicos.

6. História de Abuso Sexual ou Maus-tratos Extremos

O abuso sexual e outros maus-tratos graves conduzem muito frequentemente ao fim mais severo do distúrbio de Ansiedade Social. Em muitos casos, estes tipos de experiências requerem múltiplos níveis de terapia para, em última análise, resolver não só o aumento da ansiedade social, mas também os outros efeitos deste trauma.

Por vezes, determinar a sua raiz pode ser difícil. Felizmente, os métodos utilizados para a curar têm demonstrado ser eficazes.

Como Superar a Ansiedade Social usando a Reestruturação Cognitiva

A reestruturação cognitiva, na sua essência, significa que está a 'reprogramar' a forma como interpreta os acontecimentos e a forma como pensa em acontecimentos futuros.

A reestruturação cognitiva incorpora geralmente duas componentes principais. Estes são "desafio de pensamento" e "teste de hipóteses".

Pensar desafiador significa que vai estar a olhar para as coisas que está a visualizar e para as coisas que está a dizer a si próprio e depois vai reestruturar a sua mentalidade, desafiando essas crenças - testando-as para a sua validade. Assim, por exemplo, pode estar a dizer a si próprio que se falar em público, as pessoas irão ignorá-lo e você parecerá um idiota. Mas agora pergunte-se a si mesmo isto:

- Estas pessoas não são seus amigos?
- E, portanto, será realmente provável que o ignorassem?
- Além disso, seria realmente importante?
- Se eles não são seus amigos, vai mesmo voltar a vê-los?
- Não é melhor pelo menos tentar?

Hoje em dia, a probabilidade de sermos ostracizados socialmente e deixados à nossa sorte na selva é altamente improvável. O que significa que é bastante seguro falar em qualquer cenário, não importa quem seja!

E lembrem-se, temos a tendência para inflacionar o risco e minimizar a recompensa. Portanto, seja honesto consigo mesmo e racional e pode normalmente reduzir o medo e a ansiedade.

O teste de hipóteses, entretanto, significa que vai literalmente testar a teoria e provar a si próprio que não há nada a temer. Prove a si próprio que não precisa de se preocupar em ser ridicularizado.

Por isso, isto pode significar que se diga intencionalmente algo estúpido, só para ver como as pessoas reagem. Ou que tal ir propositadamente dizer algo em público e depois gaguejar. O que descobrirá é que a maioria das pessoas é paciente e compreensiva e reagirá simplesmente à espera que você termine. Irão até dar-lhe uma grande salva de palmas.

Em suma, testar hipóteses significa enfrentar os seus medos de frente e ver que eles não são tão maus. E o que é mais, é que ao enfrentar repetidamente os seus medos. Ao colocar-se repetidamente em cenários assustadores, pode de facto tornar-se dessensibilizado para o medo. Se continuar a falar em público, então descobrirá que eventualmente o normalizará e deixará de ser um grande problema.

Pode praticar isto de várias maneiras:

- Conversas de ataque com estranhos sempre que possível
- Fale com as propostas das lojas - seja propositadamente embaraçoso ou estranho em lugares onde não precisa de voltar!
- Pergunte às pessoas pelos seus números

- Fazer reclamações se não estiver satisfeito com o serviço ao cliente
- Assistir a aulas de stand-up comedy, aulas de representação ou aulas de canto. Qualquer coisa em que tenha de atuar em frente de pessoas

Faça tudo isto, e com o tempo tornar-se-á cada vez mais calmo. Não terá a resposta de luta ou de voo quando falar ou atuar em público e, como tal, deparar-se-á com muito mais confiança.

As pessoas presumirão que isso significa que tem uma fé absoluta no que está a fazer, ou que é secretamente rico ou incrivelmente rasgado. Mas na realidade, acabou de aprender a não se preocupar com as pequenas coisas.

Como. Criar uma Boa Primeira Impressão

Isto é especialmente importante porque essas primeiras impressões significam muito. A forma como se tem impacto em alguém quando o conhecemos pela primeira vez tem um enorme impacto na sua confiança geral, estima e importância aos seus olhos.

Assim, a prática de causar essa grande primeira impressão. Isso significa caminhar com passos poderosos e ser teletransportado para a sala e significa apertar-lhes a mão com firmeza e com propósito. Se quiser parecer confiante e causar a melhor primeira impressão, então há poucas coisas piores do que um aperto de mão coxear e molhado de peixe!

1. **Contacto ocular**

Outra componente chave para criar uma boa impressão quando se conhece alguém pela primeira vez e transmitir confiança é manter um contacto visual adequado. Manter o contacto visual sugere que se sente igual à pessoa com quem está a falar e dá-lhe mais intensidade, faz-lhe parecer mais honesto e, por outras palavras, envia todos aqueles bons sinais sociais que queremos enviar!

Por isso, tente manter um bom contacto visual, mas sem ser assustador. Segure o olhar durante alguns segundos, depois desvie o olhar enquanto gesticula e, em seguida, segure novamente o olhar. E quando falar em frente de um grupo maior, certifique-se de que olha em redor do grupo e lembre-se de manter o contacto visual com cada pessoa durante alguns segundos.

2. **Fale mais devagar**

Uma das coisas que o ajudarão a parecer mais confiante enquanto comunica é falar mais devagar. Estamos naturalmente inclinados a acelerar à medida que ficamos nervosos e isto pode levar-nos a tropeçar nas nossas palavras e a parecer menos confiantes e menos seguros do que estamos a dizer. É claro que isto não é bom!

Por outro lado, se falarmos mais devagar, então deparamos com alguém que sabe do que está a falar, que está confiante em quem são e que pensou no que estão a dizer. Porque se está a dar tempo a si próprio, também será menos provável que gagueje ou que faça uma pausa e precise de usar um, palavras de preenchimento.

3. Contar Histórias

Contar histórias também transmite confiança. E isto funciona em conjunto com o falar mais devagar.

Uma das razões pelas quais falamos rapidamente quando estamos a falar em público é para acabar com isto mais rapidamente. Falamos rapidamente porque

a) não gostamos naturalmente de falar em público e queremos que isto pare e...

b) não estamos confiantes de que o que estamos a dizer seja suficientemente convincente ou interessante e estamos preocupados que as pessoas deixem de ouvir se não acabarmos o que estamos a dizer rapidamente!

Mas se contar uma história, então isto sugere que é mais natural quando se trata de manter a corte e entreter uma multidão. Sugere que está a gostar e que tem confiança na sua própria capacidade de entreter.

E este efeito é sentido ainda mais fortemente se o abrandarmos. Não só em termos da forma como fala, mas também na sua entrega. Isso significa que se prepara a cena, se fazem perguntas retóricas, se usa a repetição e se cria suspense.

Isto é algo que a maioria das pessoas carismáticas pode fazer de forma tremenda e tem um enorme impacto quando bem feito. Não se precipite, aproveite o momento, demore e tenha fé em como é interessante!

Ninguém é melhor do que você!

. ...e também não é melhor do que outros. Você é diferente. És fantástico, mas isso não significa que sejas melhor do que os outros. Não implica que os outros não possam ser grandes, também, à sua maneira especial. A sua grandeza não tira a grandeza dos outros.

Fomos educados com a mentalidade de que outros que têm um nome, uma posição social particular, ou mesmo mais dinheiro são superiores a nós e devemos admirá-los.

Hoje em dia, tudo está a correr tão depressa. Os títulos e o estatuto já não significam tanto. Por exemplo, há muitas pessoas com um título de faculdade ou mesmo de doutoramento que não têm emprego; por outro lado, algumas das melhores empresas do mundo foram construídas por pessoas que não terminaram a escola ou mesmo o liceu.

Por um lado, os indivíduos perdem posições sociais enquanto outros avançam para cima. São diferentes, mas isso não significa que sejam melhores do que você. Tenha isso em mente.

Reconcertar-se com os amigos para construir a sua autoconfiança

Pode estar a pensar, o que têm os amigos a ver com autoconfiança? Cada um de nós tem momentos de dúvidas e inseguranças. É muito comum estarmos ansiosos com a nossa aparência.

Muitas vezes, pode encontrar-se a questionar-se se disse a coisa certa ou se fez a coisa certa em qualquer situação específica. Por vezes, é algo tão menor como combinar o seu vestido com o par de sapatos certo, ou a sua camisa com a gravata certa.

Tal como qualquer outra pessoa, quando não tenho a certeza destas coisas, recorro aos meus amigos para obter uma segunda opinião. Uma coisa que deve ter notado é que certas pessoas desempenham um papel muito importante na construção da nossa confiança. É através dos amigos que podemos abalar esse ceticismo ou incerteza que temos sobre nós próprios. É através deles que podemos tomar melhores decisões na vida.

Estas são algumas das formas de restabelecer a ligação com os amigos ajudam a aumentar a nossa confiança:

Eles torcem pelo seu sucesso

Se há alguém a quem ligar quando tiver boas notícias para partilhar, é o seu amigo. Os amigos estão entre os primeiros grupos de pessoas a quem podemos ir quando temos problemas, frustrações ou contratempos. A principal razão é que se orgulham do que realizamos. São as pessoas que nos animam e acreditam em nós que o podemos fazer! Saber que alguém está de costas para si vai ajudá-lo a enfrentar qualquer coisa com tanta confiança.

Eles Modelam Novas Formas de Ser

Nenhum homem é perfeito, assim diz o ditado. Contudo, com os amigos, eles também têm pontos fortes e habilidades que os ajudam a ter um melhor desempenho no que fazem. Tenho um amigo que move a multidão com o seu discurso. A dada altura, perguntei-me se poderia fazer o mesmo.

Com um modelo a ter em conta, tornou-se muito mais fácil avançar em direção ao seu objetivo. Ao simplesmente modelar a sua forma de fazer um discurso, acabei por me tornar melhor. O mesmo se aplica a si; ter um amigo ajuda-nos a ver como podemos usar os seus pontos fortes para melhorar as nossas áreas de fraqueza.

Eles apoiam os nossos esforços para crescer

Sabia que por vezes a única coisa que se interpõe entre si e o seu sucesso é a sua mentalidade? Bem, agora, sabe. A razão pela qual tem os pés frios para ir atrás dessa ideia de negócio é que os seus pensamentos lhe dizem que não o pode fazer.

No entanto, quando nos rodeamos de amigos positivos, eles podem ver em nós pontos fortes que nunca soubemos que existiam. Isso dar-lhe-á motivação suficiente para tentar, e apercebe-se de que apenas precisava de um pequeno empurrão para voar como uma águia.

Eles Limpam as Nossas Lágrimas

Nesta viagem chamada vida, haverá sempre solavancos ao longo da estrada. Pode ser chumbar num exame, perder um torneio, ser abandonado ou ainda pior perder um ente querido. No entanto, quando se tem amigos, tem alguém a quem se apoiar quando se está em baixo.

Estarão presentes para lhe dar uma perspetiva diferente. Eles trarão tanto sol aos seus momentos mais sombrios.

Ensinam-nos o valor do trabalho em equipa

A confiança não se resume a trabalhar sozinho. Trata-se de saber como percorrer a estrada sozinho e quando a percorrer com uma equipa. Por vezes, quando se está sozinho, pode sentir-se tímido e inseguro para ir a lugares ou experimentar coisas novas ou fazer coisas diferentes.

No entanto, se estiver a fazer essas coisas com um amigo, há um repentino esguicho de energia, e percebe-se que se pode tornar criativo. Isto permite-lhe subir mais alto do que sonhou ser possível.

A verdade é que a melhor parte de se reco néctar com os amigos é o facto de os sentimentos serem recíprocos. Eles são as pessoas que partilham os nossos sonhos, e nós podemos fazer o mesmo por eles. Portanto, rodeie-se de verdadeiros amigos e veja como isso afeta a sua atitude e confiança para se estender para além dos limites.

Capítulo 12
Impulsione a sua autoconfiança com a sua linguagem corporal

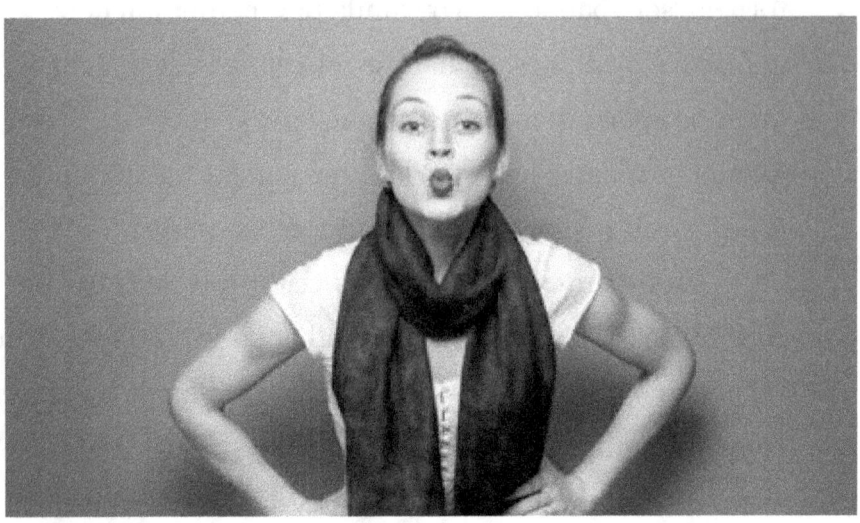

A sua linguagem corporal é uma das ferramentas mais importantes para transmitir a forma como se sente. A comunicação é frequentemente estimada em 70% não-verbal ou mesmo superior. Por outras palavras, o que se diz com a boca é muito menos importante do que o que se diz com o corpo. Pode falar a conversa, mas se for pressionado, então transmitirá uma sensação de ansiedade e baixa confiança.
A boa notícia é que mesmo que não se sinta confiante, praticar uma linguagem corporal confiante pode aumentar a sua autoestima e fazer com que se sinta melhor consigo mesmo.

As suas linguagens cerebrais e corporais comunicam constantemente entre si. E esta comunicação é uma via de dois sentidos. Um a extremo, a sua linguagem corporal reflete os pensamentos e os sentimentos que se passam na sua mente. Mas, ao mesmo tempo, os pensamentos e sentimentos que tem são influenciados pelas mensagens que o seu cérebro recebe da sua linguagem corporal. Isto significa que, ao adotar uma linguagem corporal positiva, pode realmente tornar-se um homem mais confiante.

Então, como se fixa a sua linguagem corporal?

Para aprender a tirar partido deste fenómeno psicológico, consulte as dicas abaixo sobre como criar confiança através da linguagem corporal.

1. Sorrir para ser feliz

Sorrir é talvez a coisa mais confiante que se pode fazer. Quer parecer mais confiante quando caminha? Então sorria enquanto caminha! Quer parecer mais confiante quando se aproxima de membros do sexo oposto num bar? Sorria para eles do outro lado da sala e não só parecerá amigável, mas também como se estivesse feliz por se tornar vulnerável - o que mais uma vez o faz parecer relaxado e confiante.

O sorriso também nos faz sentir mais confiantes devido a um fenómeno psicológico conhecido como 'feedback facial'. Isto significa que muitas vezes sentiremos a nossa aparência. Sorrimos e sentimo-nos mais felizes. Grimace e sente-se mais zangado. O sorriso em particular liberta serotonina que induz a sensação de bem-estar.

Mesmo que o sorriso seja forçado, ainda funciona!

2. Postura

A comunicação da linguagem corporal que tem com o seu cérebro não se limita às mensagens enviadas do seu rosto. O seu cérebro está de facto a captar mensagens de todo o seu corpo para determinar como deve estar a sentir-se. Assim, se quiser sentir-se mais positivo e confiante, tem de enviar mensagens de confiança também do resto do seu corpo.

Para enviar essas mensagens, certifique-se de manter a cabeça para cima, os ombros enrolados para baixo e para trás, e a sua coluna vertebral direita - como se houvesse um cordel puxando da base da sua coluna vertebral para cima através da coroa da sua cabeça. Ao mesmo tempo, deixe os seus músculos relaxar e concentrar-se em respirar lentamente até ao fundo da barriga. Adotar esta postura enquanto respira profundamente e relaxar os seus músculos irá enviar sinais de confiança ao seu cérebro. Começará a sentir-se mais relaxado e seguro de si como resultado.

3. Caminhar com confiança

A comunicação da linguagem corporal que temos vindo a discutir está sempre em jogo - mesmo quando se está a caminhar. A nossa caminhada diz muito sobre nós e se caminharmos de forma vigorosa, poderosa e orgulhosa, então podemos fazer-nos parecer confiantes, grandes e no comando antes mesmo de começarmos a falar!

Por outro lado, se andarmos de forma desleixada, perseguida e baralhada, então pareceremos tímidos, reformados e assustados.

Para andar mais alto, o truque frequentemente descrito é imaginar que um feixe de luz está a irromper do seu peito. Isso significa que está a caminhar com o peito ligeiramente inclinado para cima e significa que deve estar a sorrir e a caminhar com força.

O problema é lembrar-se de fazer isto! A maioria de nós tem andado com bastante regularidade desde que tínhamos... bem um ano de idade! Assim, é difícil largar esses anos de treino enraizado e começar a caminhar de uma forma totalmente diferente.

Uma forma de contornar isto é procurar gatilhos para o lembrar. Um dos melhores destes é passar por uma porta. Da próxima vez que atravessar um limiar, use isto como uma forma de se lembrar desse truque e começar de novo a ser teletransportado.

4. Poses de energia

Tal como sorrir pode funcionar ao contrário para mudar as suas emoções, também a sua linguagem corporal influência a forma como se sente. Quando estamos confiantes, temos uma tendência para ocupar mais espaço. O que pode não se aperceber é que quando ocupamos mais espaço, isso faz-nos sentir mais confiantes.

Porquê? Porque despoleta uma onda de testosterona, sendo a testosterona a principal hormona masculina e também um neurotransmissor que aumenta a agressividade e a assertividade.

Os psicólogos conseguiram assim encontrar o que é conhecido como posições de poder. Estas são posições que pode puxar com o seu corpo e que o farão sentir-se imediatamente mais confiante e no topo do mundo.

A mais conhecida destas é a posição de vitória. Basta segurar as mãos sobre a cabeça em forma de "v", como se fosse possível ao cruzar a linha de chegada vitoriosa numa corrida. Esta é uma posição universal de facto e é algo que as pessoas fazem entre culturas - pensa-se que até os macacos usam este sinal para demonstrar vitória e sucesso!

E aparentemente, desencadeia um aumento imediato da testosterona. Portanto, da próxima vez que estiver prestes a fazer uma entrevista ou ir a um encontro, tente ir primeiro à casa de banho e praticar algumas posições de poder!

5. Abra a sua linguagem corporal

Outra forma de comunicação da linguagem corporal enviar mensagens de confiança ao seu cérebro é mantendo a sua linguagem corporal aberta. Mantenha os braços ao seu lado e não os utilize para se cobrir (evite cruzar os braços ou segurar uma bebida no peito). Cruzar os braços é uma postura defensiva e envia sinais ao cérebro de que há necessidade de se proteger. Manter os braços ao seu lado, no entanto, diz ao seu cérebro que não tem nada a temer.

Para além de manter os braços descruzados, não cruze as pernas quando estiver de pé. Em vez disso, fique de pé com as pernas afastadas (largura da anca aos ombros) e mantenha uma base forte e sólida. Não tenham medo de ocupar um pouco de espaço e sejam realmente donos do espaço à vossa volta. Adotar este tipo de linguagem corporal comunica sentimentos de força e poder diretamente ao seu cérebro. Outro truque da linguagem corporal é tentar apoiar-se nas coisas. Se nos encostarmos a uma parede, isto comunica a propriedade. Do mesmo modo, se tocar em alguém no ombro, isto transmite uma espécie de propriedade que também se transmite como confiança.

6. Gesticulate

Falando das pessoas mais carismáticas, a ciência também tem algo a dizer sobre este tópico.

Em estudos, tem sido demonstrado que as pessoas que são classificadas como as mais carismáticas, também tendem a gesticular mais.

Gesticulação significa falar com as mãos, significa ser animado e apontar, gesticular e andar de um lado para o outro enquanto se fala. E a razão pela qual isto está associado à confiança e ao carisma, é porque nos faz parecer mais empenhados no que nós próprios estamos a dizer. Agora a nossa linguagem corporal e as nossas palavras são congruentes e a nossa paixão pode, portanto, ser sentida à volta da sala. Quanto mais gesticula enquanto fala, mais apaixonado e enfático parece ser sobre o que está a dizer. E isto é altamente envolvente e impressionante - faz com que todos os outros também o vejam como mais envolvente e interessante!

Evitar a linguagem corporal negativa

O seu cérebro não está apenas a captar sinais positivos de comunicação em linguagem corporal. Está também a captar os sinais negativos. Portanto, se se entrega a uma linguagem corporal negativa e insegura, está a comunicar ao seu cérebro que se deve sentir negativo e inseguro. Sentimentos negativos surgirão e serão reforçados sempre que se mantiver uma linguagem corporal negativa.

Portanto, não abrace apenas a linguagem corporal confiante e positiva acima mencionada, mas faça questão de evitar a linguagem corporal oposta. Se se apanhar a franzir o sobrolho, a bater os ombros, a baralhar os pés, ou a fazer-se "pequeno", tome nota e adote imediatamente o comportamento oposto. Isto ajudá-lo-á a despertar sentimentos mais positivos e a sair gradualmente desse estado de espírito negativo.

Não Fidget

O nervosismo é um sinal claro de nervosismo. Um homem que não consegue ficar quieto é um homem que está preocupado, tenso e certamente não confiante. As suas mãos podem ser os seus piores inimigos - lute para os manter quietos e firmes. Pode definitivamente falar com as suas mãos, mas manter as suas gesticulações calmas e sob controlo. Além disso, quando sentado, evite aquela coisa da vibração rápida das pernas que alguns tipos fazem (não quer parecer um cão a esfregar-lhe a barriga).

Quando estamos nervosos ou stressados, todos nós pacificamos com alguma forma de comportamento não verbal, de Auto toque: Esfregamos as mãos juntas, saltamos os pés, batemos com os dedos na secretária, brincamos com as nossas joias, giramos o cabelo, mexemos - e quando fazemos qualquer uma destas coisas, roubamos imediatamente as nossas declarações de credibilidade.

Capítulo 13
Como Obter uma Física que o confie

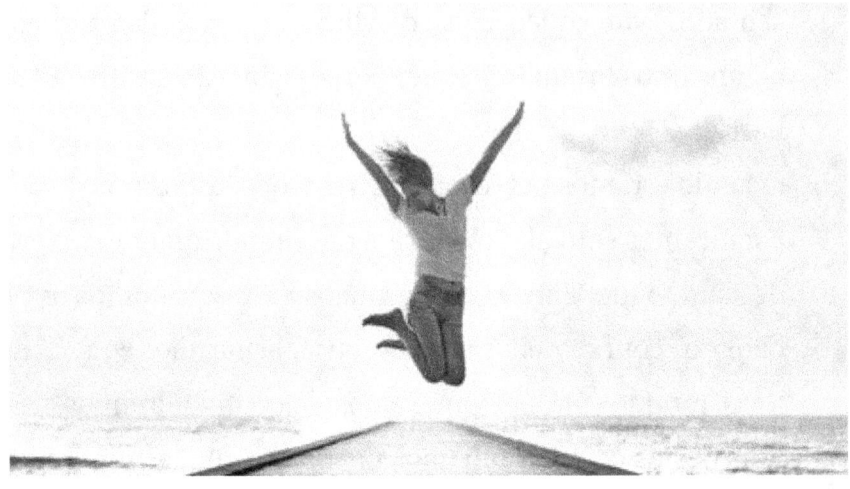

As melhores formas de aumentar a sua confiança são aquelas que já discutimos. Estas abordam as causas profundas da baixa estima e ajudam-no a treinar-se para sair do pânico e das respostas de ansiedade.

Isso significa melhorar a si próprio, encontrar modelos, lembrar-se de interações positivas e sucessos, rodear-se das pessoas certas, enfrentar os seus medos e praticar ser social. Finalmente, encontre a sua paixão e invista nisso, sem se preocupar com o que os outros pensam.

Tudo isto faz muito para aumentar a sua estima, mas, entretanto, isto não quer dizer que não haja mudanças menores e mais fáceis que possa fazer para aumentar a sua estima. E, por vezes, isto significa concentrar-se no aspeto externo. Significa olhar para os aspetos superficiais de si mesmo, nos quais poderá não estar satisfeito.

Muitos de nós temos baixa autoestima principalmente porque não gostamos da nossa aparência ou porque pensamos que estamos fora de forma. Se tiver peso a mais, magro a mais ou convencionalmente pouco atraente, então isto pode tornar difícil de ignorar e de se concentrar nas coisas que gosta em si próprio.

O resultado final? A transformação do seu físico pode oferecer um enorme aumento de confiança. Isso porque terá impacto na forma como outras pessoas reagem a si, encherá o seu sistema com hormonas e neurotransmissores mais positivos para o fazer sentir-se bem consigo mesmo e significará que pode cuidar de si fisicamente.

Então como o faz? Então, vamos resolver estes dois aspetos, vamos?

O Melhor Físico

A fim de obter o tipo de físico que o fará sentir-se altamente confiante, precisa de se concentrar num físico estético. Quer seja um homem ou uma mulher, quer seja um corpo com o qual se possa sentir bem e que se dê a conhecer mesmo através da roupa.

Para os rapazes, isso significa concentrar-se no físico do triângulo invertido. Isso significa ombros largos, braços grandes, e cintura estreita. Isto faz com que pareça fisicamente intimidante e é uma forma que as mulheres estão naturalmente inclinadas a achar atraente.

Para as mulheres, significa desenvolver a relação da anca com a cintura. Isto sugere um material genético forte. Devem também tentar desenvolver um físico tonificado de modo a serem proporcionais enquanto magras.

Em ambos os casos, a melhor maneira de o conseguir é com uma combinação de treino de resistência e treino cardiovascular. E isso pode mesmo significar combinar os dois de uma forma que é conhecida como treino simultâneo.

A questão é que não se deve concentrar simplesmente num ou no outro. Os homens que só se concentram em pesos arriscam-se a parecer fortes enquanto ainda carregam um estômago. As mulheres que se concentram apenas no CV descobrirão que não queimam gordura tão rapidamente como fariam se a combinassem com pesos. E, de facto, as mulheres que se agacham são tão bem proporcionadas que se tornaram um meme!

O estilo para as mulheres

Quando se trata da forma como se veste, há algumas coisas a considerar. É disto que se trata a 'moda'. Não se pode anular as regras da moda porque seguir a moda demonstra que se segue as normas e convenções sociais, que se sabe o que está em voga neste momento e que se está em contacto. O facto de ser antiquado sugere que está um pouco desorientado ou tão envolvido no seu próprio pequeno mundo que perdeu o facto de as chamas terem saído de moda nos anos 70.

Não é preciso ser escravo da moda, mas é altamente aconselhável demonstrar alguma compreensão do que está em voga neste momento.

Mas, ao mesmo tempo, também deve ter o seu próprio estilo e deve estar disposto a assumir riscos medidos de tempos a tempos.

Esta é a interação entre moda e estilo. O estilo é a parte em que se arrisca, em que se demonstra a sua própria personalidade e em que se está suficientemente confiante para ir contra o grão. Mas tudo isto deve ser feito dentro das regras da moda.

O papel mais importante da sua roupa é fazer com que fique espetacular. E isto significa vender os seus melhores traços físicos, de modo a assegurar-lhe um bom aspeto genético. Encontrar o seu próprio estilo é uma ótima maneira de se sentir mais confiante sobre as roupas que veste. Procure revistas de moda, catálogos e os seus amigos e associados com estilo para a inspiração, mas depois crie um look que seja inteiramente seu.

Quer prefira um visual à medida ou um estilo hippie boémio, o que quer que o faça sentir-se confortável consigo mesmo é a escolha certa.

Há alturas em que terá de ignorar este estilo pessoal e usar roupas apropriadas para uma determinada ocasião. Quando for confrontado com tal evento, ou mesmo se tiver de o fazer todos os dias para o seu trabalho, encontre uma forma de fazer com que a roupa necessária funcione para si, talvez adicionando o seu próprio estilo com acessórios subtis. E se não conseguir pensar numa forma de se sentir confortável num smoking ou no vestido de dama de honra verde lima que a sua amiga escolheu, inspire confiança no facto de que todos à sua volta sentem o mesmo.

Quando se trata de vestuário, o mais importante é usar artigos que o façam sentir-se confiante e evitar tudo o resto. Se tem uma camisa que se agarra ao seu estômago e o faz sentir-se incrivelmente gordo, então a resposta óbvia é não usar mais essa camisa. Demasiadas pessoas continuariam a usar a camisa e sentiriam a sua autoconfiança cair de cada vez que a vestissem. Encontre peças que funcionem com o seu tipo de corpo e os seus melhores atributos naturais. Se não tiver a certeza de como o fazer, pergunte ao seu amigo ou familiar mais estiloso ou encontre uma loja de roupa de serviço completo.

Se sentir que o seu tipo de corpo se interpõe no seu melhor aspeto, talvez não esteja a fazer as melhores escolhas. Não se envergonhe de fazer compras no departamento "Mulher", na secção "Petite" ou numa loja "Grande e Alta", se é lá que encontrará a roupa que melhor lhe serve. Se estiver habituado a comprar a sua roupa em lojas de desconto, investir em algumas peças mais caras, mas de alta qualidade pode resultar num melhor ajuste por causa da melhor destreza.

Vestuário de apoio como meias-calças de controlo podem melhorar a sua silhueta e a forma como se sente em relação a si próprio.

As joias podem acrescentar a um aspeto polido. Selecione peças que complementem e se enquadrem no seu estilo escolhido. Não se esqueça também de outros detalhes quando escolher acessórios. Um chapéu com estilo ou um divertido par de sapatos pode juntar tudo isto.

Os óculos são outra questão quando se trata de acessórios. Algumas pessoas odeiam a ideia de usar óculos porque pensam que têm um aspeto demasiado livre ou porque se sentem velhas para precisarem de óculos de leitura. Contactos ou cirurgia ocular a laser podem ser uma opção adequada se a ideia de usar óculos for tão detestável e prejudicial à autoconfiança. Alternativamente, alguns usam a sua necessidade de usar óculos como uma oportunidade para mostrar o seu sentido de moda. Escolhem molduras elegantes ou da moda que complementam os seus rostos e melhoram a sua confiança na sua aparência geral.

Agora, certamente que vai encontrar pelo caminho pessoas que apenas o querem deitar abaixo. Podem zombar do seu estilo pessoal ou da sua falta de roupa de marca ou de qualquer outro detalhe em que possam pensar para se sentirem melhor consigo próprias.

Saiba que isto vai acontecer e prepare-se para isso. Quer se pretenda criar regressos rápidos antes do tempo ou apenas se queira preparar para um insulto, estar preparado evitará que as palavras de ódio se afundem e afete a forma como se sente em relação ao seu vestido. Se enfrentar estes ataques regularmente, pode ser a altura de encontrar um novo grupo de amigos, de se afastar da situação, ou o que quer que seja que o conduza a uma situação mais feliz.

O ditado: "As roupas fazem o homem" pode ou não ser verdade, mas com as escolhas certas, as roupas podem fazer ou quebrar a sua autoconfiança.

Psique

Quanto ao seu corpo, não há realmente espaço neste livro para passar por todo um programa de treino!

Mas antes, reconheça a importância de investir tempo e esforço no seu físico. Este é um dos sinais sociais mais proeminentes que emitimos e uma das formas mais poderosas de nos fazermos sentir mais confiantes e bem-sucedidos.

Não só isso, mas ser fisicamente superior a alguém com quem está a falar irá infundir-lhe uma confiança infinita.

No fim de contas, é muitas vezes a isto que se resume. Se for mais poderoso do que a pessoa com quem está a falar, então será capaz de os vencer num confronto físico. Assim, se eles não gostarem do que dizes e te desafiarem, podes colocá-los fisicamente no seu lugar, se for necessário. E isso significa que você terá a vantagem em cada conversa. Especialmente se a sua fisicalidade comunicar este facto.

As coisas básicas a saber sobre como entrar neste tipo de forma:

- Treinar 3 vezes por semana é geralmente suficiente para aumentar drasticamente o seu tamanho e força
- A resistência cardio é um método incrivelmente potente para a perda de peso e recomposição corporal - isto significa realizar o exercício cardio enquanto há um peso de algum tipo contra si
- A dieta é tão importante como o exercício. Rastreie as suas calorias e consuma mais do que que queima para aumentar o seu tamanho ou menos do que que queima para perder peso.
- Coma mais proteína para adicionar músculo
- Ir a uma aula ou algo pode ajudar a estruturar a sua recomposição e tornar o treino mais divertido
- Em particular, isso significa algo como uma aula de dança ou artes marciais. Isto tem o bónus adicional de o tornar mais funcional, o que significa que a força é utilizável
- Para transportar tamanho e potência, deve-se colocar ênfase nos ombros, peito e braços. A prensa de banco inclinada está entre os melhores exercícios que se pode fazer.

- Para as mulheres, o agachamento ou o baloiço da chaleira é fantástico para desenvolver as proporções mais desejáveis

Capítulo 14
Conhecendo a sua missão

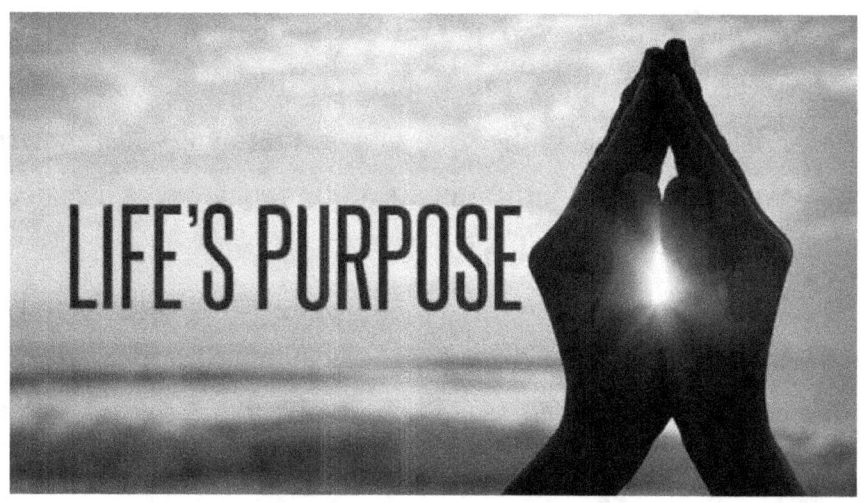

Todas estas dicas irão ajudá-lo a aumentar massivamente a sua confiança. Mas nada é tão poderoso como esta próxima dica: saiba qual é a sua missão. Saber qual é a sua paixão. Tenha algo pelo qual se sinta verdadeiramente entusiasmado e pelo qual se queira levantar todas as manhãs.

A nossa autoestima e a nossa confiança estão ligadas ao nosso sucesso e à nossa qualidade nas coisas que são importantes para nós. Isto pode significar que a nossa autoestima está ligada à forma como nos sentimos em ambientes sociais, porque é isso que nos interessa.

Mas agora imagine que é um nadador profissional. Nadar é a sua paixão. Assim, nas interações sociais, está menos preocupado com o que os outros pensam porque nadar é o que lhe interessa e sabe que é bom a nadar.

Ter uma "coisa" como esta pode dar-lhe um sentido de propósito, de sucesso e de valor. E pode torná-lo socialmente 'intocável' de uma forma totalmente diferente.

E isto também significa que está naturalmente a ser mais você mesmo e a fugir naturalmente a essas convenções sociais.

Porque estás a seguir a tua paixão.

É de admirar que se sinta desconfiado no trabalho quando o trabalho que está a fazer é algo que não lhe interessa e em que não se sente particularmente bom? Imagine se seguisse o seu coração e fizesse algo pelo qual fosse verdadeiramente apaixonado: seria muito mais entusiasta e confiante nas suas próprias capacidades!

Carisma

E adivinhe? Ser absolutamente apaixonado por algo é também algo que é conhecido por dar carisma às pessoas.

Carisma é o que acontece quando falamos com alguém que parece envolver-nos completamente no que está a dizer. Penetramo-nos em todas as suas palavras porque são tão magnéticas e tão convincentes.

E acontece que as pessoas que são mais carismáticas são as pessoas que mais gesticulam, que mais andam por aí e que mais usam a sua linguagem corporal.

E adivinhe o que o leva a fazer isto mais? Ser altamente apaixonado pelo que está a falar. Porque quando alguém fala com paixão e fogo, a sua linguagem corporal torna-se naturalmente congruente com o que está a dizer. E tornam-se tão entusiasmados e tão afeiçoados ao seu tema que não podem deixar de deixar o seu corpo expressar o que estão a dizer.

E as pessoas não podem deixar de assistir porque é tão envolvente e porque podem captar essa incrível convicção.

Estar em fluxo

Mais ainda, é que ser altamente apaixonado por algo nos coloca num estado chamado 'fluxo'. O fluxo é como que uma versão mais positiva da luta ou resposta de voo. Isto é o que acontece quando estamos tão concentrados no que estamos a fazer e quando nos parece tão importante, que tudo o resto no mundo quase parece simplesmente "cair fora".

O córtex pré-frontal fecha-se novamente e isto remove aquela voz irritante. Ao mesmo tempo, o nosso cérebro está cheio de serotonina e anandamida (hormonas da felicidade), juntamente com hormonas de alerta como a dopamina, adrenalina, etc.

Em suma, fica-se completamente fixado não porque se tem medo pela sua vida, mas porque se inspira. E isto é o oposto de falta de confiança. Os estados de fluxo fazem as conversas fluir suavemente, melhoram as nossas reações e tornam-nos magnéticos.

Assim, encontre o que gosta de fazer, passe mais tempo a fazer isso e então terá uma missão. Terá um propósito. E gastará grandes quantidades de afluxo e falará de uma forma animada e envolvente. A confiança brotará naturalmente disso.

Quando se é verdadeiramente apaixonado por algo que se faz e se está confiante na sua capacidade nessa capacidade, então não há necessidade de tentar impressionar as pessoas, de sobrecompensar, etc. Em vez disso, pode estar feliz por saber que o que realmente lhe interessa está a correr bem. Que tem razões para estar confiante.

Agora não precisa de tentar 'encaixar-se' e não há razão para não poder ser gentil, generoso e partilhar com as pessoas que encontra noutras esferas da vida.

Conclusão

Agora tem o quadro completo e, esperançosamente, aprendeu muito sobre o que o faz funcionar, sobre de onde vêm as suas próprias ansiedades e sobre como se pode transformar numa versão mais confiante, social e feliz de si mesmo.

Embora sejam fáceis de ler, se não tomar medidas, a informação que reuniu não terá qualquer significado.

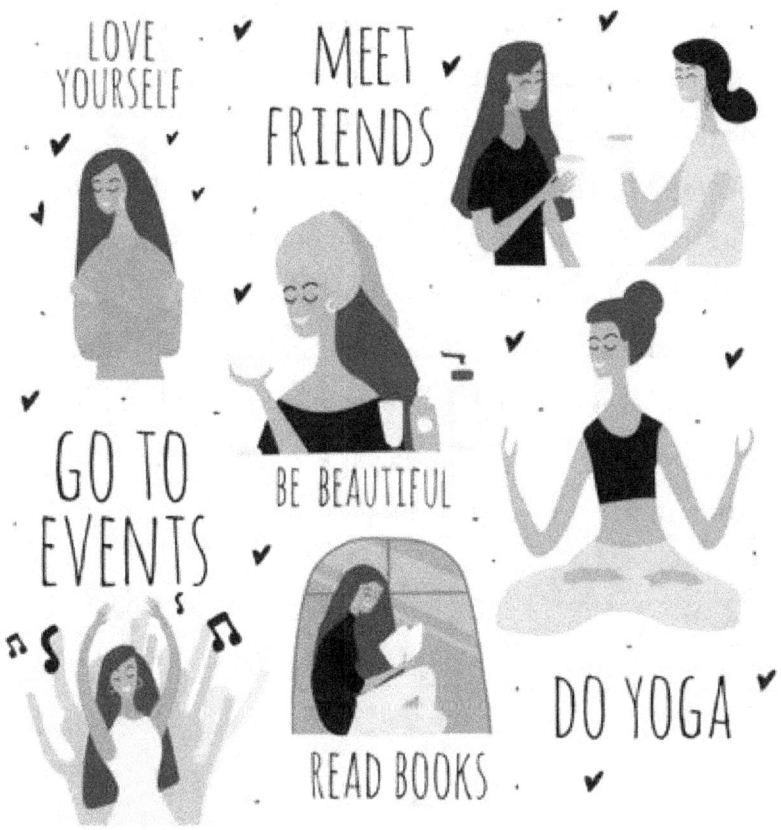

O esforço que fizer para ultrapassar as suas crenças limitantes e aumentar a sua confiança irá diferenciá-lo de todos os outros que desejam mais, mas ainda não tomaram as medidas necessárias para seguir em frente.

Embora se possa sentir assustado com esta ação, é importante lembrar que todo o medo que experimenta está na sua mente. Pode ultrapassá-lo. Basta um pequeno empurrãozinho da sua força de vontade para pôr a bola em movimento.

Leve algum tempo a pensar sobre quais os simples ataques de confiança que pode começar a implementar hoje. É muitas vezes muito mais fácil escolher uma técnica e dominá-la antes de passar para a seguinte.

A confiança, ou falta de confiança no seu caso, não se desenvolve da noite para o dia, por isso seja paciente com o processo. Qualquer que seja o caminho escolhido, está um passo mais próximo de alcançar o seu objetivo final de aumentar a sua autoestima e construir a sua confiança, para que possa finalmente começar a viver a vida com que sempre sonhou.

www.ingramcontent.com/pod-product-compliance
Lightning Source LLC
Chambersburg PA
CBHW070914080526
44589CB00013B/1293